健康生活方式丛书

U0279634

董健 林红·主编

简单的**骨骼**强健法

大字本

JIANDANDE
GUGE
QIANGJIANFA

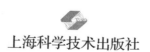

上海科学技术出版社

图书在版编目（ＣＩＰ）数据

简单的骨骼强健法：大字本 / 董健，林红主编. ——
上海：上海科学技术出版社，2022.9
（健康生活方式丛书）
ISBN 978-7-5478-5771-7

Ⅰ. ①简… Ⅱ. ①董… ②林… Ⅲ. ①骨疾病－防治
－基本知识 Ⅳ. ①R68

中国版本图书馆CIP数据核字(2022)第133593号

简单的骨骼强健法(大字本)

董　健　林　红/主编

上海世纪出版(集团)有限公司　出版、发行
上海科学技术出版社
（上海市闵行区号景路 159 弄 A 座 9F－10F）
邮政编码 201101　www.sstp.cn

浙江新华印刷技术有限公司印刷

开本 890×1240　1/32　印张 5.25
字数：65 千字
2022 年 9 月第 1 版　2022 年 9 月第 1 次印刷
ISBN 978-7-5478-5771-7/R·2537
定价：39.80 元

本书如有缺页、错装或坏损等严重质量问题，请向工厂联系调换

编委会

主编

董 健 林 红

秘书

李 娟

编者

前　　言

随着年龄增长，一向强健的骨骼关节会出现各种不适和病痛。除此之外，很多骨科疾病还与生活方式息息相关。现代医学认识到，腰突症、颈椎病、骨质疏松、骨关节炎等骨科疾病的发生、发展和不良的生活习惯关系密切，而要做好预防和保养康复常需要做好日常"功课"。

相比于其他群体，老年人更多地受到疾病困扰，对健康问题和健康信息有着更高的关注度和更大的需求。一些网络"养生"很受老年人欢迎，但我们发现，这些养生知识良莠不齐，很多伪科学、伪养生知识流传很广，危害深远。比如骨质增生可能只是老年人关节退化自然而然的改变，有的网络科普将其描述成严重的病变，甚至推销骨刺消融的治疗；一些老年人为了追求"千金难买老来瘦",过度节制饮食,引发肌少症甚至骨质疏松;还有一些错误的锻炼方法,引起老年人的运动损伤……由于老年人的特殊身体状态,他们的健康养生容不得"试错",更需要科学和权威的指导。

复旦大学附属中山医院是全国知名的三甲医院,骨科素来重视科普。自2005年以来,我们实施了"守护生命之轴——脊柱疾病防治的科普宣传"项目,创作系统规范、通俗易懂、简单实用的科普作品。在"健康中国"发展战略指导下,2018年底我们团队领衔成立了国内第一个医学科普研究所——复旦大学医学科普研究所。为适应国家对健康促进的需要,我们组织了团队成员在既往素材的基础上凝练出了本书,所有编者均为骨科的年轻博士,内容均由有高级职称的医生把关。这是一次关于骨骼健康的时空对话,青年医生们也必将成长为实施"健康中国"战略的主力军。希望此书能成为促进骨健康的有益科普读物。本书由团队成员利用业余时间进行编写,限于临床和科研工作繁忙,书中不足和疏漏之处，敬请读者和同仁们指教。

国家卫生健康委员会突出贡献中青年专家
上海市科技精英，上海市领军人才
复旦大学医学科普研究所所长
复旦大学附属中山医院骨科主任，脊柱外科主任
董　健
2022 年 6 月

目 录

简单的骨骼强健法

目录

简单的骨骼强健法

第一部分 一生相伴，骨骼健康有多重要

 1. 为什么会骨头痛

生活实例

　　走南闯北的张奶奶刚过完 65 岁生日，年轻时身子骨硬朗的她最近总觉得腰部骨头疼痛。一开始她觉得可能是年轻时留下的腰伤导致的，没有太在意。然而后来，张奶奶觉得浑身的骨头都很痛，夜里有时候痛得更加厉害，生活质量大大下降。张奶奶在想，自己的身体是不是出了什么问题？

　　人体的骨头不单单是一根"光杆子"，上面其实分布着许多小神经分支以及小血管。当骨头发

生意外情况的时候,比如断裂、挫伤、撕脱等,会损伤或者刺激到上面的血管和神经。若神经受损的话,会通过反射作用到达人体大脑,从而会使人体产生疼痛感、酸胀感、麻木感等一系列的感觉。

同时,疼痛也是原发性骨质疏松症最常见、最主要的症状,发生率高达 80%,往往在负荷增加时加重。骨质疏松可以引起全身痛,也可以引起以某一个部位(如腰背部)为主的疼痛。疼痛有多种性质,与皮肤切割伤、组织挫压伤等外伤造成的剧烈锐痛不同,骨质疏松引起的疼痛一般为钝性疼痛,如隐痛、胀痛、酸痛或放射痛、间歇痛与持续痛交替出现等。同一患者,同一部位也可有不同性质的疼痛。疼痛严重时甚至会限制活动,患者翻身、起坐及行走会有明显的困难。患者一般只能大致指出疼痛的部位,但常说不清楚具体部位;而外伤引起的疼痛定位十分明确,患者可以明确指出疼痛的具体部位和范围。骨质疏松症患者在由安静状态转变为活动状态时就会出现较明显的疼痛,长时间的坐、立、走均会使疼痛加重,经过卧床休息后疼痛则会有所减轻。

骨质疏松患者疼痛一般是由于骨转换过快，骨吸收增加从而引发的疼痛，一般骨量丢失 12% 以上时即可出现骨痛。另一方面，老年骨质疏松症患者的椎体骨小梁萎缩，数量减少，椎体压缩变形，脊柱前屈，腰部肌肉为了纠正脊柱前屈，加倍收缩而导致肌肉疲劳甚至痉挛，从而也会产生疼痛。若出现胸腰椎压缩性骨折，疼痛明显加剧，并在骨折部位的棘突（俗称"算盘珠"）有强烈叩击痛，椎体压缩性骨折也可产生急性疼痛。疼痛个体差异显著，同样程度的骨质疏松，有的人疼痛十分明显，甚至难以耐受；而有的人仅表现为轻度的疼痛和不适。因此，仅仅从疼痛的程度，很难判定骨质疏松的严重程度。

骨质疏松症患者在出现骨痛等症状时往往习惯性地采用非类固醇镇痛药，该类药物均有一定的止痛效果，但长期效果不佳，不良反应大，不宜作为治疗骨质疏松性骨痛的常规用药。

目前推荐降钙素为治疗骨质疏松症骨痛的首选药物。降钙素是一种骨吸收抑制剂，具有改善骨质疏松症和缓解骨痛的双重作用，是治疗骨质疏松症骨痛的理想药物。降钙素是调节骨代谢的激素之一，它能够抑制破骨细胞活性减少骨吸收从，而在治疗骨痛方面其机制可能是降低脑细胞内钙离子水平而显著提高痛阈。另外，可能与血浆β内啡肽浓度明显增高有关。β内啡肽为一内源性阿片肽，与吗啡受体特异性结合，具有止痛作用，是吗啡的18～33倍。此外，也有观点认为降钙素的镇痛作用可能与抑制前列腺素的合成有关，降钙素能抑制环氧化酶活性，减少前列腺素和血栓素的合成，而前列腺素可增强致痛物质的敏感性加剧疼痛。

研究证明，对于老年患者，降钙素的镇痛总有效率可达95%，尤其适用于严重骨质疏松症患者及伴有严重全身疼痛者。能够有效改善骨质疏松引起的腰背疼痛、僵硬感等症状。患者对降钙素镇痛的反应时间不同，最快的1周内见效，慢的要用3周左右。一般来说，90%的患者在1个月后疼痛症状可以得到明显改善，停药后效果可以维持1～2个月，也有部分患者可以维持6个月。

骨痛缓解后，建议将降钙素换成其他的抗骨

质疏松药。因为降钙素虽然有较好的缓解骨痛效果,但长期的抗骨质疏松效果反而不是十分显著。

专家支招

● 骨头疼痛往往提示疾病的发生,若疼痛持续,应及时前往正规医院骨科咨询医师建议。

● 长期使用非类固醇镇痛药效果不佳,不良反应大,不宜作为治疗骨质疏松性骨痛的常规用药。

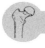

2. 人老变矮,积极预防骨质疏松

生活实例

刘奶奶年轻时相貌出众,身材高挑。身高170厘米的她站在女孩子堆里十分吸引眼球,甚至还做过几年镇上电视台的主持人,可谓是村里一枝花。可是最近她发现,自己引以为傲的身高似乎发生了变化，之前身高有170厘米的她现在只有167厘米，比之前矮了，而且偶尔她会感觉自己的腰部疼痛。刘奶奶的老伴劝她去医院查一查。刘奶奶有点不太想去，自己可是几十年都没有得过什么病。但她的内心还是有些困惑，自己的身体到底是不是出了问题？

　　人体的身高就是一把标尺，丈量着我们的成长和衰老，它还是一面镜子，反映出人体的健康状况。正常人体的身高主要由脊柱来维持，脊柱是人体躯干的中轴，是身体的力学支柱。每个椎骨可分为位于前方的椎体和位于后方的椎弓。相邻的椎体之间借助椎间盘互相连结，并起着弹性垫的作用。椎体中95%是松质骨，其表面仅覆盖一层极薄的皮质骨。

　　老年人身高变矮的原因主要有以下两个方面：一是由于椎间盘老化导致椎间盘变薄，二是由骨质疏松引起的椎体楔形改变甚至椎体压缩性骨折而导致高度降低，最终可能引起驼背或畸形。骨质疏松症是常见的老年性疾病，是骨量低、以骨结构失常为特征并导致骨脆性增加、易于骨折的一种全身性骨病。骨质疏松症患者遇到轻微暴力导致的骨折即骨质疏松性骨折。在日常活动中，脊柱不断进行屈伸活动。椎体位于脊柱的前部，几乎多由松质骨组成，在不断的前屈活动中，椎体前缘所承受的负重量大，在骨质疏松的情况下，椎体负重能力下降，受压的椎体逐渐压缩、变形引起高度丧失，使脊椎前倾，形成驼背。就如树上的朽木，干枯老化、木内结构中空，轻微的外界刺激就会自行产生裂缝或坠落于地。随着年龄增长，骨质疏松加重，驼背曲度加大，为了保持重心，膝关节随之屈曲变形，身高就会逐渐降低。

如果老年人的身高比前1年低2厘米，或是比年轻时的最大身高低了3～5厘米，就需要警惕罹患了骨质疏松症、发生了椎体楔形改变甚至压缩性骨折。老年患者中70%的椎体压缩性改变是无痛性的，唯一的表现可能就是身高降低。

随着年龄的增加，骨质疏松会越来越明显，遇到轻微的外伤就会发生骨折，也就是骨质疏松性骨折，从而导致身高的改变。但需要注意的是，由于身高变矮常常是骨质疏松的唯一表现,测身高变化是老年人最简便又直接的自我判断是否存在骨骼健康隐患的方法。一旦发现异常,可以通过到医院做双能 X 线吸收仪检查,结合骨代谢指标,明确诊断并及时制订合适的治疗方案,以延缓骨质疏松的进一步发展。

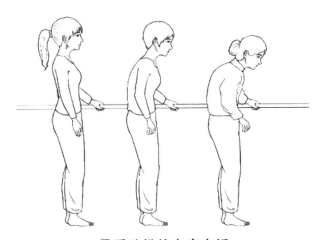

骨质疏松使身高变矮

防止骨质疏松的产生,生活方式得当是最重要的因素。健康的饮食能够保证充足的钙质和营造良好钙质吸收环境所必需的维生素,搭配适当的锻炼刺激新陈代谢,如此达到补钙的目的。

此外，目前骨质疏松症也有一些药物治疗。目前已有许多治疗骨质疏松症的药品上市，包括参与骨合成代谢的维生素 D 类似物、抑制骨吸收的双膦酸盐，还有近年来新研发的直接促骨生成的甲状旁腺素类似物等药物。需要注意的是，要在专业的骨科、内分泌科医生指导下服用药物。

专家支招

● 戒烟、不酗酒、适量运动。

● 老年人的活动场所，尤其家中的障碍应排除或减少，减少跌倒而造成的骨折。

● 适量摄取钙质，成年女性建议每天摄取钙 1000 毫克，停经后的女性每天摄取钙 1500 毫克，25～65 岁的男性建议每日摄取钙 1000 毫克，65 岁以上男性建议每日摄取 1500 毫克的钙质。

● 防治骨质疏松，从骨密度检测开始。

3. 诊断骨质疏松有标准

胡阿姨今年75岁了,平时身体健康也时常外出锻炼。但不久前,胡阿姨外出散步时脚踩在花坛边上摔了一跤。当时感觉右侧髋部剧痛且没法活动了,路人打电话叫救护车送进医院做了检查后,医生告诉胡阿姨右侧股骨颈骨折了,而且血化验报告出来提示骨代谢标志物异常,考虑是骨质疏松性骨折。胡阿姨很疑惑,自己平时服用很多抗骨质疏松症的药物,每半年听从家庭医生的建议到大医院做骨密度检测,每次结果都是正常的,怎么这次说自己骨质疏松了呢? 在胡阿姨的强烈要求下,医生再次为胡阿姨完善骨密度相关检测,结果依旧是骨密度正常。这让胡阿姨更加疑惑了。

骨质疏松后,人体骨骼的骨强度下降,骨脆性增加,进而其承重能力也随之下降,就像萝卜变糠了,木头变朽了。腰酸背痛、牙齿松动、走路不稳、个子变矮、骨折等健康问题会随之而来。

骨质疏松症是一种以全身所有骨骼系统骨量减少为特征的骨代谢性疾病,骨的矿物质和骨基质的等比例减少,同时由于骨代谢失调,打破了成骨细胞和破骨细胞之间的平衡,使破骨活性大于成骨活性,进一步引起骨质变薄、骨量减少、骨小梁结构发生破坏,导致骨强度下降,骨骼脆性增加,进而诱发气短、胸闷、呼吸困难、驼背、骨痛、骨折等症状。骨质疏松较严重者,即使轻微的外力,比如咳嗽、打喷嚏、搬重物,也会发生骨折。

骨骼的骨量随着年龄增长而逐渐增加,一般成人在 35 岁时骨量达到高峰,之后骨量逐渐减少。而最大的骨量和骨量下降的速度决定了会不会患骨质疏松症。2015 年《中国骨密度状况调查报告》显示,骨质疏松有年轻化趋势,35 岁后骨质疏松症发病率从 1% 上升至 11%。31.9% 的国民存在骨量低或骨质疏松问题,半数 50 岁以上的居民存在骨量异常,50 岁以上女性骨质疏松患病率高达四成。如果出现以下表现,最好去医院做骨密度检测,这是确诊骨质疏松最精确的标准。

（1）腰酸背痛：骨痛是骨质疏松最常见的表现,初期是从安静状态开始活动时出现,逐渐发展为持续性疼痛。

（2）身高变矮：身高缩短3厘米以上,就要怀疑是骨质疏松了,这主要是由于椎体压缩性骨折所致。驼背也提示骨质疏松风险。65岁驼背者可缩短4厘米,75岁可缩短9厘米。

（3）骨折：即使没有明显的外力作用也可能骨折。其中,腕部、脊柱、髋部、肱骨近端这几个部位最容易中招。骨质疏松性椎体骨折最常发生的部位是胸椎或下段腰椎,引起腰背部突发的疼痛和驼背。

（4）牙齿松动：骨密度降低,会使牙槽骨不坚固,牙槽骨骨质疏松就有可能发生。人到中年,原本没有牙病,如果牙齿开始松动,就要警惕了。

（5）走路不稳：骨质疏松后,骨骼承重能力下降,人体平衡能力也会大不如前。走路时东倒西歪,站立时不稳,都是重要的预警信号。

（6）呼吸不畅：与肺部感染导致的呼吸不畅

不同,骨质疏松导致的呼吸不畅,通常不伴有咳嗽、体温升高等呼吸道炎症的表现。

　　X线在穿透骨组织时,由于骨矿含量的不同产生不同吸收,使其强度有不同程度下降。目前临床上最常用的是双能X线骨密度仪。我们常做的骨密度测定仅能反映骨量变化而不能检测骨结构的变化。由于骨密度变化能够代表75%～80%的骨强度变化,故在多数情况下骨密度测量可以预测骨质疏松症发生的危险性。但在有些情况下,虽然骨密度正常,但是因为不恰当的药物使用,使新产生的骨组织结构上杂乱无章,不具有良好的强度,故仍然不能避免骨折的发生。因此,测量骨密度往往是高度怀疑骨质疏松时的一个参考,同时记录骨密度的变化可以为骨质疏松的治疗效果作出一定指导。

专家支招

　　● 发生了髋部和脊柱的脆性骨折,也该视为骨质疏松并开始抗骨质疏松治疗。

● 在临床医生的指导下进行抗骨质疏松症治疗,不要自行购买外面宣传的所谓抗骨质疏松症的保健品。

● 不能根据有无症状以及血钙是否降低来诊断骨质疏松症,骨密度检测才是诊断骨质疏松症的金标准。

● 骨质疏松症随访时除了骨密度检测以外,还需要进行骨代谢标志物的血液学检测。

● 多晒太阳,多运动,多吃含维生素 D 以及钙的食物。

4. 骨头是"天然仓库"

骨是体内钙和磷的储存库,是身体代谢所需钙、磷的最可靠来源,对血液中的钙、磷浓度起到负反馈调节作用。钙、磷的调节机制受到许多因素如甲状旁腺素、降钙素、维生素、性激素等的影响。

钙是人体中含量最多的矿物质元素,约占人

体重量的 2%。一个正常成年人（体重 60 千克）体内钙含量约 1 200 克。钙是构成人体骨矿物质的重要成分，也是血液凝固的必要物质，对保持神经、肌肉的应激性和肌肉的收缩起重要作用，并参与黏蛋白和黏多糖的构成。人体内的钙主要以钙盐结晶的形式存在于骨骼之中，少部分存在于血液、肌肉及身体其他组织之中。因此，人们形象地把骨骼看成人体内的"钙仓库"。青年时期，"钙仓库"中源源不断的存入钙，25～35 岁时，"钙仓库"中储存的钙达到最高值。当人进入中老年后，"钙仓库"中的钙"取出"大于"存入"，人体就会出现骨质疏松现象。

磷在人体内的含量仅次于钙，约占体重的 1%。成年人体内磷的含量是 500～600 克，其中 90%存在于骨骼中。在软组织中的磷主要以有机磷、磷脂和核酸的形式存在。在骨组织中所含的磷主要以无机磷的形式存在，即与钙构成骨盐成分。在成骨中起支持和保护作用。磷是核糖核酸、脱氧核糖核酸的构成元素之一，对生物体的生长发育、遗传代谢及能量供应等都是不可缺少的，磷也是细胞维持膜的完整性、发挥细胞功能所必需的。

人的骨骼是"活"的，骨骼是调节细胞外液游离钙磷恒定的钙库和磷库，当钙磷摄入不足时，骨骼中的钙磷就会释放到血液里，以维持血钙和血磷浓度，导致骨密度越来越低，骨质越来越疏松，进而引发骨折、骨质退行性增生。

在人体的骨代谢过程中，包括了骨的发生、骨塑建及骨再建等过程，在细胞层面上则有两种细胞起着重要的作用，一种是吸收骨基质的破骨细胞，另一种是合成骨基质的成骨细胞。成骨细胞就好像是一名建筑工，帮助骨骼建造"新楼"；破骨细胞仿佛是一个爆破手，专门负责不停地炸毁和清理"旧楼房"。在骨塑建和骨再建过程中，钙磷就像建筑原料一样不断地在骨骼中沉积或溶出。

专家支招

● 骨质疏松症患者在补钙的同时，千万不要忘记补充维生素D。

● 骨质疏松症患者应做好打持久战的思想准备，不能急于求成，要坚持抗骨质疏松治疗，切忌因短期内骨量增加不明显就认为药物无效而擅自停药或换药。

5. 每个人穿着一套"盔甲"

生活实例

张大爷是个闲不住的人，每天一大早就去公园健身，白天不是在树荫里下棋，就是去钓鱼，忙得不亦乐乎。今天早晨张大爷去买菜时，被急着赶公交车的年轻人撞了一下，胸口隐隐作痛。这可急坏了张阿姨，赶紧催着张大爷去医院检查。幸运的是没有大碍，只是胸口有些淤青。医生说："这次是多亏了你这一套盔甲还足够坚固啊！"这话听得张大爷有点糊涂，人身上真的有一套盔甲吗？

我们的胸部存在2个人体最重要的器官：心脏和肺。不同于软软的腹部，胸部拥有一套坚固的"盔甲"保护其中的重要结构。而这套"盔甲"，就是我们的肋骨。

胸部骨骼对维持胸部外形的稳定和抵御外界暴力打击起着决定性作用，包括后方的胸椎、前方的胸骨和两侧弧形的肋骨。肋骨共12对，左右对称，后端与胸椎通过关节连接，前端仅第1～7肋借软骨与胸骨相连接，称为真肋；第8～12肋称为假肋，其中第8～10肋借肋软骨与上一肋的软骨相连，形成肋弓，第11、12肋前端游离，又称浮肋。在左侧肋骨之下，保护着左肺、最重要的心脏以及左上腹的脾脏。而在右侧肋骨之下，也有着右肺和肝脏。可以说，肋骨保护着除了大脑外的大多数重要器官，在胸部受到外力打击的紧急情况下，守护着我们的生命安全。同时，肋骨的存在使得整个胸壁成为一个整体，使呼吸运动更加协调省力，增强了呼吸功能。

但这套盔甲也并不是牢不可破的，在受到的外力过大，或盔甲自身处于病理状态时，都容易发生破坏，导致肋骨骨折。外力可分为直接暴力和间接暴力。前者主要包括拳击、车辆撞击等，骨折端向内折断，容易合并胸内脏器损伤；而后者常见于跌倒、胸部挤压等情况，骨折发生于暴力作用点以外的部位，骨折端向外，容易损伤胸壁软组织，产生胸部血肿。例如，若跌倒时背部着地，暴力直接作用于胸椎和肋骨后部，但可能导致两侧的肋骨发生骨折。火器或锐器直接损伤胸部可能导致开放性肋骨骨折，同时损伤胸内脏器。肋骨的病理状态主要包括骨质疏松、骨质软化及各类肿瘤，轻微外力作用即可导致肋骨发生病理性骨折。

　　而肋骨若发生损伤，则会出现一系列轻重不一的反应。局部疼痛是肋骨骨折最明显的症状，且疼痛会随咳嗽，深呼吸或身体转动等运动而加重，有时患者还可自己听到骨摩擦音，或感觉到骨摩擦感。而疼痛以及胸廓稳定性受破坏，可使呼吸动度受限，呼吸浅快和肺泡通气减少，导致患者不敢咳嗽，从而引起下呼吸道分泌物梗阻，肺实变或肺不张，这在老弱患者或原有肺部疾患的患者尤应予以重视。当患者出现两根以上相邻肋骨各自发生两处或以上骨折（又称"连枷胸"），吸气时，胸腔负压增加，软化部分胸壁向内凹陷；呼气时，胸腔压力增高，损伤的胸壁浮动突出，这与其他胸壁的运动相反，称为"反常呼吸运动"，反常呼吸运动可使两侧胸腔压力不平衡，纵隔随呼吸而向左右来回移动，称为"纵隔摆动"，影响血液回流，造成循环功能紊乱，是导致和加重休克的重要因素之一，非常凶险。

为了更好地保护我们的这套"盔甲"，我们必须做好以下三点。首先，避免胸部受到撞击、挤压等暴力作用。其次，预防骨质疏松，多晒太阳，多吃高钙食物，必要时补充钙剂。第三，若出现上述肋骨骨折的表现，一定要及时就医，以免出现更加严重的并发症。

6. 骨头会自我修复

生活实例

邻居家的张阿姨再有 3 个月就 70 岁了，家里的孩子都张罗着好好过一次大寿。但在这节骨眼上，张阿姨竟因为摔了一跤，骨折住院了。医生说，张阿姨之所以这么容易骨折，是因为她有着严重的骨质疏松症，手术后需要的恢复时间也比一般人长。一听这话，家里人都犯了愁，还有3个月就过寿了，有没有办法能让骨折尽快康复，让骨质疏松的骨头也恢复健康呢？

有很多因素会导致骨质疏松——运动少，肥胖，钙及维生素D缺乏，过度饮酒、咖啡及浓茶，或者服用一些影响骨代谢的药物等。尤其是女性，绝经后更容易发生骨质疏松，雌激素可以控制破骨细胞的速度，绝经以后，雌激素少了，骨头溶解得越来越快，自然骨质疏松了。

另外，骨骼就相当于人体的"承重墙"，"承重墙"很容易因骨质疏松被压垮，甚至发生骨折。

那么如何让成骨细胞更加强大，把骨骼这面墙砌得更加坚固呢？

适当的运动可以提高体内成骨细胞的活性。每天坚持散步就是一个很好的选择。不过，运动也要注意方式和方法,比如反复弯腰和转腰的动作就不适合,容易造成新的腰部损伤。

成骨细胞修复骨骼需要足量的原材料——钙。无论是骨质疏松症还是骨折、骨裂,在修复过程中都需要消耗大量的钙。因此,补钙对于骨骼的修复至关重要,尤其是绝经后的女性,就算没有骨骼疾病也应该注意补钙。在日常饮食中,鱼、虾、虾皮、牛奶、豆类、绿色蔬菜等食物的钙含量较高。但单纯补钙是不够的,还需要维生素 D 来促进钙的吸收和骨骼生长。日照可促进体内维生素 D 的合成,因此,每天充足的室外活动对骨骼健康至关重要,每周 2～3 次,每次上臂暴露在阳光下15～20 分钟即可。

但对于骨骼疾病患者,从食物中获取的钙并不能满足骨骼修复的需求,还需要额外补充钙剂。目前上市的大多数钙片中都添加了维生素 D,不需要额外补充,非常方便。但需要注意的是,补充钙剂亦不可过多,否则容易引起结石、胃溃疡等疾病,严重的甚至可能导致心脏病的发生。额外补充钙剂应在医师的指导下进行。

一些药物也对骨骼修复有着促进作用,比如甲状旁腺激素等,但由于价格较高、存在不良反应等原因,仅用于较严重的骨质疏松症等疾病。

　　骨骼的自我修复是身体对于疾病的正常反应,我们需要坚持更加健康的生活方式,必要时根据医师指导辅以钙剂或药物治疗,才能增强骨骼自我修复的过程,促进疾病的康复。

专家支招

　　●补充高钙饮食(鱼、虾、虾皮、牛奶、豆类、绿色蔬菜),适度活动和足够的光照对骨骼健康非常重要。

　　●骨骼损伤后需要额外补充钙剂和维生素D以促进骨骼修复。

7. 骨头生病的"警报"要注意

生活实例

单阿姨退休后热衷于研究美食,每个月都会邀请姐妹们来家里交流。但最近,单阿姨不光没准备新菜式,连精神也不太好,她的姐妹们很关心。单阿姨抱怨道,这一个多月来身子骨也不知是怎么了,浑身上下到处都在疼,个子好像都矮了不少! 当过护士的吴奶奶一听就知道是怎么回事了,对单阿姨说:"赶紧去医院的骨科看看吧,这是你的骨头给你发出的警报啊!"单阿姨有些纳闷,这警报到底是什么意思呢?

有些骨科疾病,病程较长,早期似乎没有明显的表现,但一旦出现症状就已经很严重了。就像骨质疏松症,很多患者在发生骨折后就医时才知道自己的骨密度竟然已经如此低了。但其实,这些骨科疾病并非毫无征兆,了解骨头生病时发出的"警报"，及时进行干预，避免发生更严重的后果。

　　骨质疏松症是骨科最常见的慢性进展的疾病之一，也是引起很多中老年患者骨折的罪魁祸首。但如果能尽早发现、及时治疗，就可以预防骨折的发生。骨质疏松症的早期确实没有明显症状，但低钙会使身体容易抽筋，这是因为低血钙时因神经肌肉的兴奋性增高，引起肌肉痉挛、手足抽搐。同时低血钙或大量钙离子进入细胞，严重干扰了神经细胞的正常功能，使其兴奋性增高，容易在微弱刺激下发生放电，从而出现抽搐。随着疾病的进展，最常见的临床表现就是疼痛，包括腰背酸痛或周身酸痛，负重增加时疼痛加重或活动受限，严重时翻身、起坐及行走有困难。若此时还没有进行补钙，则可能出现脊柱畸形。缺钙会使骨小梁变细、减少，骨骼也易发生断裂，时间久了，椎骨慢慢塌陷，造成身高变矮、驼背畸形。除此之外，女性绝经后、肥胖和过度饮用酒、咖啡及浓茶是骨质疏松症的高危因素，如果有上述情况的发生，一定要及时去医院检查骨密度，明确是否真的出现了骨质疏松,并且排除其他可能的疾病。若是骨质疏松症,则需遵医嘱针对性地进行补钙等治疗。

腰椎间盘突出症是另一大常见的骨科疾病。最常见的早期表现就是腰痛伴随下肢放射痛,有时可伴有臀部疼痛。很多腰椎间盘突出症患者都会出现身体向一侧歪,这是由于椎间盘突出压迫神经使患者不得不将腰弯向患侧或对侧来减少神经卡压、减轻疼痛。此外,腰部活动受限也是腰椎间盘突出症的一大常见表现,尤其以前屈受限最为明显。

除了上述表现,大家也可以自己在家里做一个简单的小试验:直腿抬高试验。首先平躺在硬质平面上,可以是铺在地面上的瑜伽垫,也可以是硬板床上,全身保持放松,将双腿伸直。此时,需要一名帮手依次将你的左腿与右腿抬起来,在抬起来的过程中,膝关节需要保持伸直。如果当任何一条腿在抬起后,与所躺的平面还没到 60 度时,便已经出现了小腿或者臀部的疼痛、麻木,那么说明有很大可能已经患有腰椎间盘突出症,需要前往医院做进一步的检查。需要注意的是,当测试中出现小腿或者臀部的疼痛、麻木时,应立即停止测试,避免对神经的损伤。

第
一
部
分
一
生
相
伴
,
骨
骼
健
康
有
多
重
要

专家支招

● 骨质疏松症的早期表现包括容易抽筋、全身多处疼痛和变矮驼背,有高危因素者要更加注意,及时就医检查骨密度。

● 腰椎间盘突出的早期表现有腰痛伴下肢放射痛、躯干侧弯和前屈受限,如必要可进行直腿抬高试验,但需注意不可过度牵拉,避免神经损伤,若出现阳性结果应及时就医。

8. 腰酸背痛腿抽筋,缓解有妙招

生活实例

李阿姨看中了一件高弹力的品牌舒眠床垫,正好家里的床垫用了也有十来年,床垫中间还凹陷了一个坑。于是李阿姨买了这款床垫,过几天

送到家里。李阿姨睡了几天，觉得这床垫舒服是很舒服，但怎么睡到半夜会腿抽筋？难道是这床垫的弹簧有啥毛病？李阿姨又跑到了家具店，向售货员说明了情况，但得到回复没有遇到类似的情况。李阿姨很苦恼，是床垫的问题呢？还是老毛病发作了？

腿抽筋经常发生在半夜，表现为不自主的肌肉急剧收缩，并且引起疼痛。疼痛可能会持续数小时后才缓解。腿抽筋可发生于任何年龄，但较常发生于老人，年龄越大，发生的概率越高，特别是老年女性。约60%的老年人有腿抽筋的症状，40%为儿童和青少年。发生腿抽筋的原因有很多，体内水分和电解质失衡容易引起神经兴奋性改变，常见原因为钙、镁、钾离子摄取不足，发生不自主地放电，导致腿抽筋。此外，局部血液不通畅、长时间的久坐、坐姿不良、过度使用下肢肌肉等都可以诱发腿抽筋。人体在老化的过程，肌腱逐渐缩短可能是老年人较常发生腿抽筋症状的生理基础。

目前尚未有针对腿抽筋的根本治疗方法。若半夜发生了腿抽筋，可以用手扳住脚趾，拉伸小腿的肌肉舒缓抽筋。也可以用手按摩抽筋的部位或泡热水缓解肌肉疼痛。当在运动时发生腿抽筋，可以暂停激烈运动，改以漫步走动或做肢体伸展。若偶尔发生腿抽筋不需过度焦虑，症状多数时候能自我缓解。但若发作的次数短期明显增加，或是伴随腰背痛和其他症状时，就可能是一些疾病的早期症状。应尽早就医排除一些内分泌功能改变，譬如甲状旁腺功能亢进。骨质疏松症除了腰背痛和驼背，有时也会引起腿抽筋的症状。因此也需要排除钙质和维生素 D 摄取不足、骨质疏松症、腰椎间盘突出等骨科疾病。

专家支招

● 拉伸肌肉，用手按摩抽筋的部位或泡热水缓解抽筋时的肌肉疼痛。

● 若症状加重，或有新症状的出现，建议就医检查。

9. 骨质疏松性骨折危害多

生活实例

68岁的俞叔叔独自住在俗称"老公房"的旧式公寓5楼,每日出门都上下楼梯。公寓老归老,打扫卫生还是做得很到位的,每日都有阿姨打扫楼梯和走道。有一天,俞叔叔正准备出门接孙子放学,一个不小心,在下楼梯时滑了一跤,顿时觉得右侧臀部疼了起来。原来是因为刚拖完地,地上还有点湿,所以脚滑了一下。这下可好,整出一个髋部骨折。医生说必须要积极治疗,否则后果不堪设想!

骨折大多因为暴力使骨骼的完整性和连续性中断,一般经过积极适当的治疗可以痊愈。而骨折康复的速度除了与种类有关,也跟患者的年龄、性别及其不同的成骨能力有关。骨骼的生理学中,成骨和破骨达成动态的平衡,也就是说骨形成和骨破坏持续进行,改建骨的细微结构以适应环境变化。人类在成年期之前成骨大于破骨,骨量在 30 岁左右达到峰值,之后破骨大于成骨,骨量持续下降。女性绝经后雌激素分泌减少,使破骨细胞活跃,骨破坏速度增加,骨量急剧减少。而男性则是在 70 岁后骨量明显减少。当骨量与健康的年轻人相比,小于 2.5 个标准差,也就是 T 值小于 - 2.5 时,即诊断为骨质疏松症。

当骨量不足以维持形态和力学结构,容易因为轻微外力导致的骨折,也称为"脆性骨折"。弯腰、提重物、打喷嚏等常见动作皆有可能导致"脆性骨折",也就是说骨质疏松症使骨骼不足以应付日常生活所需。老化除了减慢成骨速度,也减慢血管长入骨折部位,进一步减慢骨折康复速度。原本骨量就已经不足,加上因老化而减慢的康复速度,使老年人骨折后并发症风险明显增加,还可能在骨折后造成骨不连、假关节形成等转归,与年轻人骨折后痊愈大相径庭。

脆性骨折中最危险的骨折是髋部骨折,包括

股骨颈骨折和转子间骨折。多数发生的原因是跌倒，也有部分仅仅是因为扭伤、绊倒所造成，伴有髋部、胯部或大腿明显的疼痛。髋部骨折带来的不仅仅是肢体活动力丧失与疼痛，与之伴随的并发症可能更危险，甚至超过骨折本身。髋部骨折一旦发生，一年内有 20% 的人死于褥疮、栓塞、肺炎等并发症，此外，还有 20% 的人一年内会再次发生骨折。因此，老年人一旦发生髋部骨折，应手术治疗以减少发生并发症的概率。手术后更要搭配抗骨松治疗，避免骨折再次发生。老年人和绝经后女性应筛查是否患有骨质疏松症，搭配相应的基础药物和抗骨松治疗。

另一方面，也应避免爬高以及注意生活环境，识别是否有影响行走、活动的障碍物并及时清理改善。行走时拄拐杖等辅助器具，有眼疾则积极治疗。力求从各个方面将发生髋部骨折的风险降到最低。

另外，骨质疏松性骨折还会给老年患者带来严重的危害，主要包括以下几点。

（1）罹患骨折并卧床后，将发生快速骨丢失，会加重骨质疏松症,形成恶性循环。即使卧床也应保持上下肢一定的运动锻炼,避免骨质疏松的进一步加重。

(2)骨质疏松性骨折愈合缓慢,内固定物容易松动、脱出甚至断裂,并且骨折即使愈合,康复也很缓慢。其他部位发生再骨折的风险明显增大。

(3)骨质疏松性骨折致残率、致死率很高,如髋部骨质疏松性骨折后 6 个月,患者的死亡率为 $10\% \sim 20\%$。这主要是由骨折后长期卧床的并发症导致的,长期卧床的老年人常见的并发症是褥疮、泌尿系统感染和呼吸道感染。以上三大并发症如不控制好,可危及生命,导致死亡。

(4)给家庭和社会都带来了巨大的经济负担。美国在 1995 年,其治疗费用已高达 140 亿美元。随着人类寿命的延长、社会的老龄化、骨质疏松症发病率的升高,骨质疏松性骨折也将不断增加,其治疗费用将更为惊人。

10. 髋部骨折条件允许的话优先手术

生活实例

76 岁的张奶奶不慎在浴室滑了一跤,左侧身体着地,顿时感到髋部一阵钻心的剧痛。所幸当晚吃过团圆饭的家中小辈尚未回家,立即将张奶奶送到医院就诊。接诊的医生经过迅速的检查结合 X 线片的表现,把老太太的诊断了告诉家属:髋部骨折,并建议立即手术。家属一听需要立即手术,立马更加紧张了。张奶奶的孙子小张更是立马就查起了手机,发现网上竟然将这类骨折称为"人生最后一次骨折"。

现实生活中,除了少数严重的创伤,骨折很少会导致患者直接死亡。所谓"人生最后一次"骨折,一般特指容易导致老年人死亡的髋部骨折,很多老年人一旦发生这种骨折,身体便每况愈下,乃至走到人生的终点。老年人髋部骨折常见的有两种：一种是股骨颈骨折，一种是股骨转子间骨折。

年轻时，人的骨骼坚硬，髋关节周围有强有力的肌肉保护，除非是巨大的暴力作用，并不容易发生髋部骨折。然而一旦上了年纪，骨质开始变得疏松，肌肉开始萎缩，特别是绝经后女性，情况更加严重。这时候髋关节可谓内忧外患。当一脚踩空，发生摔倒、滑倒，身体扭转倒地，髋部由于相对突出，就很容易直接着地受力，造成骨折。

老年人一旦髋部骨折后，翻身和坐起都十分困难。往往只能长期卧床，很容易引起肺部感染、尿路感染、深静脉血栓和褥疮等。护理和康复十分困难。

老年人骨折，患者和家属都容易想的是"那么大年龄，做那么大手术能受得了吗？"其实，在符合手术指征的前提下，老年髋部骨折应优选手术治疗。多个研究发现，老年髋关节周围骨折的患者采取保守治疗之后的死亡率接近50%。

此外，目前对于股骨颈骨折一般采取人工关节置换术，对于转子间骨折多采用髓内钉内固定，两种手术十分成熟，手术时间一般在一到一个半个小时，出血量也不大，绝大多数老人都可以耐受。而且，手术后的老年人，大多数可以早期活动早期下地，预防上述并发症，有助于快速康复。

11. 骨质疏松偏好这些人

生活实例

张奶奶的女儿今年 40 岁，是一名程序员。每天就是坐在电脑前编写程序，较少起来运动。平时爱喝咖啡、碳酸饮料，还经常节食减肥。某天，张奶奶买菜回家经过幸福社区卫生服务中心，看见门上写着提供免费的骨质疏松筛检，于是她给自己和丈夫、女儿报名筛检。隔日，张奶奶一家一起做了筛检，结果张奶奶和她女儿骨量减少，张先生却正常，这是为什么呢？

骨质疏松症分为原发性骨质疏松症和继发性骨质疏松症。其中，原发性骨质疏松症又可以分为绝经后骨质疏松症和老年性骨质疏松症。继发

简单的骨骼强健法

035

性骨质疏松症的原发病因明确，包括内分泌代谢性疾病（如性腺功能减退症、甲状腺功能亢进症、甲状旁腺功能亢进症、库欣综合征、催乳素瘤和高催乳素血症、生长激素缺乏症、1 型糖尿病等）和全身性疾病（如器官移植术后、肠吸收不良综合征、神经性厌食、肌营养不良症、慢性肾衰竭、骨髓纤维化、白血病、系统性红斑狼疮、营养不良症等）。

一项美国的调查显示，50 岁以上的人群中，女性患骨质疏松症的概率是男性的 4 倍，骨量减少的概率是男性 2 倍。此外，女性 70 岁以后骨质疏松症的发病率增加三倍，男性则 80 岁以后增加两倍。女性发生骨质疏松症的概率，比其他妇科特有的疾病如乳腺癌、卵巢癌和子宫内膜癌的概率相加还要高。骨质疏松症在男女之间的发病率有如此大的性差异得归咎于发病的机制。女性绝经后卵巢分泌的雌激素急剧减少，连带使得成骨和破骨的平衡打破。当体内雌激素减少时，破骨细胞数量增加，功能增强。另一方面，促进骨形成的成骨细胞无法弥补破骨细胞造成的破坏。因此，在长期的激素水平变化下，只要轻微的外力，譬如蹲下、弯腰,就能造成脆性骨折。

对于继发性骨质疏松症患者来说,年龄仅与原发病因有关,而与骨质疏松症没有显著的关系。每天长时间坐着,运动较少,饮用大量碳酸饮料,时常节食减肥,作息不规律等都是导致骨质疏松的因素。

绝经后骨质疏松症一般发生在女性绝经后5～10 年。因为骨质疏松症专挑绝经后女性下手,因此老年女性同胞需要警惕,定时进行骨密度检查。骨骼健康和骨质疏松症基金会、加拿大骨质疏松症协会及多个机构推荐 65 岁以上女性要定期检查骨密度,男性则为 70 岁以上。世界卫生组织推荐的骨密度测量法为双能 X 线法(DXA),其他方法有使用超声骨密度仪、CT 等。一般医院提供的体检套餐不包含骨密度检查,需至骨科门诊检查。目前对于进行骨密度检查的频率尚未有共识,主要考虑个人的骨质量和第一次的检查结果。由于骨密度变化较慢,因此不需要频繁地进行骨密度检查,一般不多于一年一次。目前推荐第一次检查结果为正常骨量的人可以等 15 年后再次检查。

骨质疏松症最严重的并发症就是骨折，最常发生的部位为脊椎、髋部和桡骨。为了尽全力避免骨质疏松症带来的不良后果，推荐使用线上筛查工具FRAX（https：//www. sheffield. ac. uk/FRAX/tool. aspx？lang＝cht）。输入网址后搜寻，即可连至FRAX骨折风险评估页面，依照说明填入个人资料和骨密度检查的结果即可免费评估十年内骨松性骨折的风险。其中需要输入性别，即是针对性别给出评估结果。俗话说防患于未然，首先需要注意身体状况变化并且对疾病有足够认识，才能将自身因素纳入考量，得出综合评估结果和侧重的方向。

专家支招

- 骨质疏松与年龄没有绝对的关系。
- 平时要注意多运动、多吃含有维生素D以及钙的食物。
- 注意日常作息，保持激素分泌规律。
- DXA骨密度检查搭配FRAX是评估骨松性骨折风险快速、准确、方便的方法。

12. 骨质疏松会遗传

生活实例

胡先生今年50岁了,作为家里的顶梁柱,胡先生事业有成,妻女相伴、父母健在。本应享受天伦之乐的他最近却在为一件事烦恼。从5年前开始,父母就双双被诊断为骨质疏松症,老父亲更是因此骨折了2次,不但动了手术,现在每天还要吃药、打针。而自己的老母亲总是喊疼,也说不出具体哪里疼,吃了药打了针也没见什么好转。更让他担忧的是,自己和妻子最近参加社区体检,做了骨密度检测,报告说夫妻俩都有骨量减少,应当及时接受抗骨质疏松的预防性治疗。和自己的医生朋友打听下来说骨质疏松是会遗传的,这下胡先生可坐不住了,自己吃苦没什么,自己女儿将来也遗传骨质疏松可怎么办呀?

遗传基因在骨质疏松发生中的地位相当重

简单的骨骼强健法

040

要。通过家系和双生子的研究已经表明,遗传基因也对骨量的积累、骨质疏松的发生起到重要的作用。1994 年科学家 Morrison 首先发现了维生素 D 受体等位基因(VDR)与骨密度的关系,揭示了遗传基因在骨质疏松发生中的重要地位。之后还发现了,雌激素受体基因、Ⅰ 型胶原基因、转移生长因子 β、降钙素受体基因等 20 多种基因都与骨质疏松相关。

检测相关的基因能够有效地预防骨质疏松的发生。我们可以通过检测相关基因尽早地筛选出容易发生骨质疏松的高危人群,从而提前加以保护与干预。

基因检测能指导临床对不同基因型的患者采用个体化的治疗方式。对不同遗传基因的患者采取同样的补充钙与维生素 D 活性物质的预防措施后骨密度改变的结果是不同的。根据不同的基因型患者采用不同的治疗方案可使治疗效果最大化。

目前基因治疗尚在实验阶段,临床上还不能对骨质疏松采用基因治疗,但基因治疗的前景是广阔的，或许在未来可以真正实现骨质疏松的逆转。

专家支招

● 家族内直系亲属有骨质疏松病史，有条件的应在 50 岁前完善骨质疏松相关基因检测，并注意骨质疏松的筛查，提前针对性抗骨质疏松治疗。

13. 骨密度低不一定有骨质疏松

生活实例

王叔叔今年 50 岁，一个月来早晨起床时他总是觉得关节活动不太灵活，有些僵硬感，身体偶尔觉得疲乏。于是他去医院，经过一系列检查，医生告诉他已患有类风湿性关节炎，应该吃药治疗。在各项检查中，王叔叔发现有一项写着"骨密度下降"。记得之前患有骨质疏松症的邻居跟他说过得这个病骨密度会降低,影响生活和存在发生骨折的风险。焦虑的他急忙向医生咨询,他是否有骨质疏松症? 应不应该进行治疗?

骨质疏松是骨强度下降,骨脆性增加,易于发生骨折的一种全身性骨骼疾病。骨强度指骨的弹性及抗外力的能力,包括骨密度和骨质量(骨的微细结构)。骨密度是指单位面积所含的骨矿含量,骨密度所测定的主要是骨矿盐的含量及密度。虽然临床上常用骨密度测量作为诊断骨质疏松的标准,但是实际上骨密度测定仅能反映骨量变化而不能检测骨结构的变化。骨密度低不一定是骨质疏松,另一方面,骨质疏松症患者也不一定表现出低骨密度。

除了骨质疏松,其他引起骨矿盐含量和密度减低的疾病也都可以表现为骨密度减低或低骨量。骨质疏松的诊断,首先需要排除其他引起低骨量的疾病,比如遗传性成骨不全,或者骨软化病或佝偻病。这些疾病也可以有骨密度的降低,但病因与骨质疏松完全不同,还有一些特殊的临床表现可以与骨质疏松进行鉴别。除了上述疾病外，引起骨密度降低的疾病还有很多，如骨质纤维化、类风湿、畸形性骨炎、多发性骨髓瘤、外伤性骨营养不良、恶性肿瘤广泛转移、股骨头一过性骨质疏松、脊髓血管瘤、脊髓结核、化脓性骨髓炎等。此外，骨质疏松分为原发性和继发性骨质疏松，均可以表现为骨密度降低。在诊断原发性骨质疏松症之前，需要排除可能影响骨代谢的一些特定疾病或药物所致继发性骨质疏松。

除了骨密度，骨质量也是判断骨质疏松的重要因素。有些情况下，虽然患者的骨密度正常，或者某些不适当的抗骨质疏松治疗后骨密度有所提高，新的骨折仍不断地出现，说明这些患者的骨微细结构即骨的质量不正常。研究发现，某些不适当的治疗可刺激新骨形成，骨密度增加，但由于新产生的骨组织结构上杂乱无章，不具有良好的强度，故仍然不能避免骨折的发生。因此，了解和测量骨的密度，可以在很大程度上了解骨质是否有疏松的情况存在。在临床上，我们通常把骨密度的值低于正常成人2个标准差定为骨质疏松症。

专家支招

● 部分疾病会造成局部骨骼骨密度下降，比如骨折后关节周围骨质丢失、骨肿瘤、感染等，并不代表患上了骨质疏松症。

● 骨质疏松症需要进行骨密度检查，结合是否发生过骨质疏松性骨折来诊断。

● 除了骨密度，骨质量也是判断骨质疏松的重要因素。

14. 骨质疏松常有骨质增生

 生活实例

宋阿姨五年前已被确诊得了绝经后骨质疏松症。通过饮食、锻炼和药物治疗，一直控制得很好。但是从一年前开始，宋阿姨觉得身体已经完全恢复了，就不再坚持锻炼和定期检查。半年来，她经常觉得腰腿疼，特别是劳累的时候。当她行走一段路后,下肢会出现酸麻胀感,需要坐下来休息。宋阿姨去医院检查身体后,医生说她的骨质疏松症比之前严重了,还发现腰椎有骨质增生并压迫到神经根。宋阿姨现在非常担心,不知道该怎么治疗?

很多人同时患有骨质疏松和骨质增生,这种现象的发生是很正常的,骨质疏松和骨质增生是两种并存的疾病,并非独立存在的疾病。对于患者而言,这两种疾病甚至会存在于同一个关节之上。从病因来讲,这两种疾病的病因是不完全相同的,一般认为,骨质增生主要与姿势不正确、年龄、外伤、劳损、椎间盘退变等有直接的关系。

（1）姿势不正确：年轻患者的腰椎骨质增生症主要是与长时间维持同一个姿势,并姿势不正确所致。另外,睡过软的床垫,长时间睡姿不正确也会导致腰椎骨质增生。

（2）年龄因素：人体的老化是不可抗拒的自然规律,随着年龄的增长,腰椎由于运动磨损不可避免地会出现退行性改变。绝大部分 60 岁以上的正常人拍片时均可发现腰椎的骨刺形成,椎间隙狭窄等退变老化现象。

(3)外伤史:少年时代的腰椎外伤,也是中年以后发生腰椎骨质增生的重要外因。

(4)劳损因素:腰椎的退变过程,除随年龄变化以外,还与腰椎劳损有很大关系。腰椎长期受到反复劳损以及过度活动等不良因素的刺激,则有可能加速腰椎的退变,使腰椎间盘突出,骨刺形成并不断增大。

(5)椎间盘退变:中年以后,退化的椎间盘突出,将连于后纵韧带的骨膜顶起,顶起的骨膜下面产生新骨,形成骨质增生。也有人认为椎间盘退变萎缩后,椎体向前倾斜,椎体前缘在中线为前纵韧带所阻,两侧骨膜掀起,骨膜下形成新骨。

然而,人体本来就是一个有机的整体,能够导致骨质疏松的一个因素也可能会影响和诱导其他一些疾病出现。对于患有骨质疏松症的人而言,他们身上或多或少都会存在上述的可导致骨质增生的因素,特别是年龄大,劳损问题和椎间盘退变。

另外,也要提到的是,这两种疾病很多时候不是由同一个原因引起的。对于骨质疏松患者而言,存在的是骨量流失的问题。在一些因素的作用下,就可能会导致骨质增生。骨质增生仅仅是骨膜上长出了异物,对骨量并不会造成影响。如果骨质增生患者发生了骨质疏松,很显然和增生本身是没有关系的,而是和自身存在导致骨质疏松的诱因有关。在预防上,依然是要从预防骨质疏松的原因着手,比如多吃一些含钙的食物,多晒太阳,注意骨骼的保暖等。

当这两种骨质相关的两种疾病共同发生,要积极寻找原因,针对不同的因素进行调理。更要及时进行相关的治疗,避免疾病影响到人体的健康。

15. 骨健康还得注意牙齿

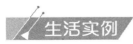

生活实例

苗阿姨近 60 岁了依旧心态乐观,身体健朗。

但最近苗阿姨总觉得牙齿酸痛,吃东西时也只愿意吃些不用费力咀嚼的软食,去了口腔医院原本想解决一下牙痛的问题,做了几项检查后,医生却告诉她这是因为她骨质疏松导致的,这让苗阿姨很疑惑:口腔的问题跟骨质疏松有什么关系?

骨质疏松一般不会引起牙齿松动或酸痛。只有在骨质疏松比较严重时,导致患者下颌骨的骨质强度明显减退,且累及到牙根周围的骨质,才会导致牙齿酸痛。在这个时候因牙齿的不稳定,咀嚼食物时会因受力而引起牙根部的微小摇晃,久而久之牙根部的骨质会产生一定的吸收和萎缩,最终会导致牙齿酸痛,这种情况一般多见于老年骨质疏松患者。

50岁以后,这种情况会更加明显,尤其是女性群体。随着更年期的来临,女性体内性激素水平会发生变化,这种变化往往伴随着骨骼中钙质的丢失和骨密度降低。骨密度降低后,牙槽骨的坚固性也降低,更加容易引发牙齿松动。

此外,老年人口腔抵抗力减弱也是老年朋友

容易牙齿松动的又一重要影响因素。因此,老年人更应注意保持口腔健康。坚持早晚刷牙,通过刷牙清除口腔内的食物残渣,防止龋齿发生。经常用温水漱口刷牙,避免过冷、过热的刺激,可以减少牙髓炎症。睡前和清晨"叩齿"可以按摩牙龈,防止牙龈萎缩,也可以转舌、鼓漱、咬紧牙关等。每年定期体检也有助于疾病的早期诊断。

有研究认为,经常大量饮用碳酸饮料的青少年,特别是女孩,其发生骨折的危险是不饮用这种饮料的青少年的3倍。原因可能在于碳酸饮料中所含磷酸成分影响了骨质沉积,对骨骼生长产生不良反应。大量磷酸的摄入就会影响钙的吸收,引起钙、磷比例失调,从而影响到骨骼和牙齿,导致牙齿骨质疏松。

曾有研究证明,下颌骨的骨量与全身骨量有显著联系,而骨质疏松会使下颌骨的皮质变薄。因此,牙齿的骨质疏松常利用常规牙科X线机来自动测量下颌骨皮质的厚度,从而判断被测者是否患骨质疏松症。

● 选择富含钙、低盐和适量蛋白质的均衡饮食，比如牛奶、虾皮、豆制品等，对预防骨质疏松症的发生是有益的。

● 充足的光照会促进维生素 D 的生成，维生素 D 对钙质吸收起到关键作用。建议每天至少 20 分钟日照时间。

● 体育锻炼对于预防骨质疏松症具有积极作用，适度负重运动可以让身体获得及保持最大的骨强度，提倡中速步行、跑步、骑行等多种户外运动形式。

● 长期饮用碳酸饮料、吸烟和过度饮酒等不良生活习惯都会增加骨质疏松症的患病风险。改变不良生活习惯对于预防骨质疏松至关重要。

第二部分　保健防病，骨骼强健不服老

16. 骨质疏松症能治愈吗

生活实例

55 岁的吴阿姨退休在家，最近总觉得腰背酸痛，偶尔感觉到全身酸软。通过报纸，她知道自己已经到了患骨质疏松的高危年龄，这些症状也在提醒她应该去检查。在医院，医生告诉她确实得了骨质疏松症，应该开始治疗。向来讨厌吃药的她一听到自己得病就很紧张，不知道这种病是否需要长期吃药？是否经常要去医院复查？能不能治愈？

大多数老年人的骨质疏松是由于性激素减

少、衰老过程中常有营养吸收能量降低、器官功能衰退等，多属于原发性骨质疏松症，我们称之为老年性骨质疏松症。另外，在绝经后妇女雌激素水平下降，无法有效抑制破骨细胞，导致破骨细胞活跃程度增加，骨细胞被快速分解吸收，骨量下降且流失加快引起的骨质疏松，即绝经后骨质疏松症，也属于原发性骨质疏松症的范畴。这类疾病是无法彻底治愈的，但是通过综合治疗后大多症状可以缓解，恢复正常骨量，但需严密监测骨量变化，采用药物疗法、物理疗法、外科疗法、运动疗法、饮食疗法等加以维持。

继发性骨质疏松症仅占全部骨质疏松症的10%～15%，常由于其他疾病或原因所引起。主要是那些能够影响骨代谢的疾病引起，譬如甲状旁腺功能亢进症、糖尿病、库欣综合征、胃切除术后、吸收不良综合征、类风湿性关节炎、痛风等。对于原发病的处理是缓解骨质疏松的重中之重，药物、饮食、物理等疗法可作为辅助治疗手段。另外，某些药物（如糖皮质激素、肝素、环孢素、甲氨蝶呤等）的过度或长期使用也会导致继发性骨质疏松症。对于这种情况,应该向医生咨询是否该暂停该药物的使用,以免骨质疏松症加重。许多患者在去除原发病或停用药物后,骨质疏松可完全恢复。

特发性骨质疏松症是指目前尚无明确原因所导致的骨质疏松症,可能与骨代谢异常,比如骨吸收增加,或者青春期生长突然加快,骨量快速增加,骨吸收和骨形成失衡,也可能与钙代谢异常相关。这类骨质疏松症常见于青少年和 45 岁以下的成年人。目前已发现此类疾病可能与遗传因素有关,目前尚无有效的治疗方法。

总之,大多数情况下骨质疏松症都不能治愈。但是,经过正确和坚持治疗,患者一般仍可以拥有正常的生活,控制症状、防治并发症的发生以及提高生活质量才是治疗该病的目的。

17. 抗骨质疏松药要吃多久

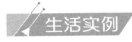

张奶奶的身体一向硬朗,平时洗衣、做饭等都

能很好自理。1周前,因弯腰时扭了腰,顿时感到腰部剧痛,无法行走,症状一直无法缓解,刚被诊断为"腰1压缩性骨折;骨质疏松"。在手术治疗椎体骨折后,张奶奶在医生的建议下,规律使用抗骨质疏松药物治疗。当得知骨质疏松会导致骨折风险增加时,张奶奶就变得非常紧张和焦虑,一直心存疑惑:"抗骨质疏松药物要用多久才能有效呢?是不是需要吃一辈子呢?长期用药会不会出现并发症?"

抗骨质疏松药物种类很多,根据其作用机制,一般可分为以下3类。

(1)抑制骨吸收的药物:包括双膦酸盐、选择性雌激素受体调节剂、降钙素、雌激素等。

(2)促进骨形成药物:包括氟制剂、甲状旁腺素、胰岛素样生长因子等。

(3)其他药物:锶盐、中药等。不同的抗骨质疏松药物有不同的适应证和禁忌证,用药时间也不同,建议在骨科医师指导下进行药物治疗。

骨质疏松的发生原因就是骨骼无法利用和吸

收钙质。由于老年人的肾脏功能随年龄增大而减退,维生素 D 活性缺乏往往是骨质疏松症的主要病因。而钙是骨的主要成分,每日摄入足够的钙剂成为治疗骨质疏松的关键。因此,服用钙和维生素 D 是抗骨质疏松的基础治疗。需要注意的是,钙剂用于防治骨质疏松症时,应与其他药物联合使用,不能替代其他抗骨质疏松药物治疗。必要时,钙剂可以长期服用,但注意不要过量。

甲状旁腺素可以直接与成骨细胞上的甲状旁腺受体结合,提高成骨细胞的活性,增强骨形成和骨矿化;也能增强肾小管重吸收钙的能力,从而间接地提高血钙水平;还能增强肾脏中羟化酶的活性,从而促进肾脏合成维生素 D,间接增强对钙剂的利用。临床上常用特立帕肽皮下注射。由于甲状旁腺激素有潜在的致癌风险,因此治疗时间不应超过 1 年。

双膦酸盐是一类具有高度抑制骨吸收作用的合成药物,是目前主流的抗骨质疏松药物。它不但可以选择性地抑制破骨细胞的活性,还可以刺激成骨细胞分泌抑制物抑制破骨细胞聚集和生存。

双膦酸盐能紧密地与骨的羟磷灰石结合,抑制降解。双膦酸盐类药物最新一代药物包括阿仑膦酸钠、利塞膦酸钠、唑来膦酸等。骨质疏松症是一种与年龄相关的骨衰老疾病,必须长时间用药;但是,长时间用药又会导致非典型骨折、下颌骨坏死的风险增加。

因此,双膦酸盐的使用应有"药物假期":用药一段时间后停止用药,再恢复用药,如此循环。一般情况下,口服双膦酸盐3~5年,静脉输注3年后,可进入"药物假期"。但是具体何时停止,何时恢复,要有专业医师的指导,做到个体化治疗。

降钙素是一种调节骨代谢的激素类药物,可以抑制破骨细胞活性,减少骨骼中钙流失,同时促进血液中的钙离子向骨骼中转移,达到增强骨骼的作用。临床上使用降钙素可以减轻骨折后疼痛,镇痛总有效率可达95%,尤其适用于严重骨质疏松症患者及伴有严重全身疼痛者。目前临床上最常用的包括鲑鱼降钙素和鳗鱼降钙素,剂型有注射用和鼻喷剂两种。在正常的情况下,一个疗程的时间都是在一个月左右,不建议长期使用

（超过3个月）。

雌激素对人体的骨骼代谢具有重要作用,老年女性绝经后雌激素明显减少,骨吸收大于骨形成,骨量及骨强度均明显减少,引起绝经后骨质疏松。因此,绝经后老年女性有骨质疏松高危因素,如果没有应用雌激素的禁忌证及恶性肿瘤的高危因素,那么雌激素替代治疗是很好的选择。此外,近年研究发现,补充孕激素对治疗骨质疏松症有一定的疗效。雌、孕激素替代治疗是一个长期的、循序渐进的过程,激素治疗至少要5年才能够达到临床上显著的效果提升,而长期激素治疗有增加乳腺癌、子宫内膜等疾病风险,因此激素治疗必须在医师的指导和检测下进行。

专家支招

● 钙剂是基础治疗,但不可过量。必要时,可长期服用。

● 激素替代治疗是长期的过程,需在医师的指导下进行。

18. 出现腰背痛，当心椎骨出问题

生活实例

张奶奶一大早就坐了个小板凳准备洗菜、择菜，谁知一弯腰，竟然感到腰背部一阵疼痛。在老伴的搀扶下她躺到了床上，腰痛似乎有所缓解，心想是不是扭伤了筋骨。没把腰背痛放在心上的张奶奶选择在家休息，可好几天过去，症状也不见好转，反而越来越痛了。在家人的坚持要求下来到医院就诊。经过仔细的体格检查和 X 线片检查，医生发现张奶奶是得了腰椎压缩性骨折。经过微创手术向腰椎注入骨水泥固定后，张奶奶的腰背痛立即缓解了，两天后就在家人的陪同下健康出院了。

椎体压缩性骨折在老年人中是高发的常见病，尤其是骨质疏松的老年人，常常会因为一些不起眼的诱因，例如下楼梯、弯腰、下床甚至是打喷

嚏等一些轻微的动作而导致脊柱的压缩性骨折，引起腰背痛的剧烈疼痛。这时候如果没有引起重视、及时到医院就医，症状往往会加重，引起脊柱骨折的进一步压缩。

椎体的压缩性骨折成因主要分为外伤性和病理性两类。

（1）外伤性椎体压缩性骨折：指椎体本身没有问题，因为遭受纵向压缩力，比如坠落或重物砸伤，或脊柱极度屈、伸等暴力作用所致的压缩性骨折。

（2）病理性椎体压缩性骨折：指因患者本身存在一定的病理基础，比如骨质疏松、长期吃激素和免疫抑制剂等药物、肿瘤转移等原因。在轻微的暴力，比如咳嗽、提重物、弯腰等动作下引起椎体压缩性骨折。

而骨质疏松引起的椎体压缩性骨折最多见。确切的说法是骨质疏松性椎体压缩性骨折。

预防、治疗骨质疏松是避免此类骨折的关键。

专家支招

- 戒烟戒酒、少喝咖啡、浓茶、碳酸饮料。
- 女性在绝经期前后，男性在 70 岁以后，要定期检查骨密度、骨代谢指标，如果发现骨量减少较快，即可开始干预，包括补充钙质，抗骨松药物治疗等，尽量减少骨量丢失。
- 骨质疏松较重的人则应进行药物治疗，防止骨量的进一步丢失，促进骨量增加。
- 注意钙质与营养的摄取。

 19. 坐骨神经痛要及时就医

生活实例

李奶奶的身子骨一向硬朗，但是刚过完 65 岁生日的她最近总感觉左边臀部有些隐隐疼痛。过了一两个月后，不仅臀部的疼痛加剧了，甚至向大腿后侧、小腿外侧放射，就像后面有条筋在时不时地跳。李奶奶感觉疼痛越来越重，就到医院骨科就诊。经过一番病史询问和检查后，医生告诉李奶奶得了坐骨神经痛，并进行相应的治疗措施。

人的脊柱中走行着神经，其中第4腰神经根、第5腰神经根和第1骶神经根共同组成坐骨神经，并离开脊柱，经过骨盆下降到下肢后方。坐骨神经痛是指沿坐骨神经及其分支所支配区域的疼痛。坐骨神经痛多呈慢性，当坐骨神经受到损伤时将逐渐出现钝痛并越来越重，且疼痛多呈放射性下肢痛，典型表现即为沿臀部、大腿后侧、小腿外侧直到足跟部或足背部的疼痛。当坐骨神经长期受到压迫，产生神经炎症时，就容易出现坐骨神经痛的症状。早期主要为痛觉过敏，如果继续加重则会出现迟钝或麻木。

由于腰椎间盘突出多发生于第4腰椎、第5腰椎和第5腰椎、第1骶椎之间的椎间盘，容易损伤组成坐骨神经的3组神经根。因此，腰椎间盘突出症（腰突症）是坐骨神经痛的常见原因。老年人因为腰椎间盘退化、脊柱稳定性下降，发生腰椎间盘突出、腰椎管狭窄等疾病而引起坐骨神经痛的概率更高。腰突症引起的坐骨神经痛多发生在腰痛之后，除中央型突出者可有双侧坐骨神经痛外，大部分患者为单侧疼痛；在腹压增加，如咳嗽、打喷嚏和大小便时，会加重对坐骨神经的压迫，常可出现疼痛加剧。其他如骨质增生、腰椎椎管容积减少，韧带骨化等因素如果长期挤压坐骨神经根时也可引起坐骨神经痛。

出现坐骨神经痛时，常表明坐骨神经已出现一定程度的损伤，在首次出现时可通过保守治疗如理疗、药物治疗等配合生活习惯的改变以及腰背肌锻炼予以缓解。但当保守治疗无效，坐骨神经痛持续加重时就应及时至正规医院就医，寻找病因并进行相应的诊疗措施。

20. 手麻原因多，鉴别是关键

生活实例

刘奶奶最近午觉睡醒后总感觉手麻，起初她

觉得是因为睡觉压到手指引起的。但最近手麻越来越重，持续的时间也越来越长，甚至连刷手机都不那么利索。刘奶奶的邻居告诉她这是她犯了颈椎病了。刘奶奶心里不禁犯了嘀咕：我这手麻的病根到底是啥？手麻就是得了颈椎病吗？

生活中手指麻木的情况经常会出现。其中许多都是一次性的、暂时的。但是当手麻逐渐加重，频率逐渐增加，甚至伴有上肢的疼痛和无力等症状时，就要引起注意了。许多人说手指麻木就是得了颈椎病，诚然，手指麻木是颈椎病的症状，但也有其他疾病可以引起手麻，还要仔细进行鉴别。

颈椎病患者由于颈椎一系列病理变化如髓核突出、钩椎关节骨质增生、关节松动与移位等，其脊柱内的神经根可因刺激、牵引和压迫而导致损伤，从而使神经支配区域出现麻木等症状。颈椎病所引起的手麻具有一定的特征性，如拇指、示指等桡侧麻木，或是小指、无名指等尺侧麻木，有时除了指尖发麻、感觉迟钝外，还可出现前臂、上臂的麻木，同时伴有握力的下降。在严重的颈椎病患者身上甚至还会伴有相应的下肢症状,如脚踩棉花感等。

另一常见的引起手麻的疾病是腕管综合征。正中神经在手腕处走行时,由于腕管内容积较小,容易因为腕管内压力增高而引起正中神经的损伤,出现正中神经支配区的麻木和或感觉异常。夜间手指麻木一般是腕管综合征的首发症状,患者白天在从进行某些活动,如驾车、做针线活、长时间手持电话等可加重手指的麻木。部分患者早期只有中指或中环指指尖麻木,后期才感到拇指、示指、中指和环指桡侧半均有麻木。随着病情加重还可出现大鱼际最桡侧肌肉萎缩、拇指不灵活以及与其他手指对捏的力量下降甚至无法完成该动作等症状。

腕管综合征和颈椎病引起的手麻可通过以下方法鉴别。

(1)在腕管综合征的患者腕中部加压,会出现远端手指麻木或刺痛,而颈椎病无此特征。

(2)让患者腕背伸持续 0.5～1 分钟,如出现拇、示、中指麻木或刺痛,也提示为腕管综合征。

（3）MRI 检查显示没有明显的神经根压迫时，腕管综合征的可能性也更大。

此外，在糖尿病患者中，糖尿病周围神经病变也可引起手麻。糖尿病周围神经病变的症状呈对称性的疼痛和感觉异常，下肢症状多于上肢症状；其中感觉异常包括：麻木、蚁走感、发热、触电样感觉等，患者可有穿袜子与戴手套样感觉。糖尿病周围神经病变患者疼痛呈昼轻夜重，当运动神经被累及时，还可出现不同程度的肌力减退，晚期有营养不良性肌萎缩。

造成手麻的原因很多，颈椎病只是其中一种。如果出现持续手麻、刺痛、无力或伴随手部肌肉萎缩等情况，一定要及时去正规医院进行诊疗。

21. 摔到颈椎，小心瘫痪

生活实例

王叔叔前两天在街上遛狗的时候不小心头朝地摔了一跤，这一摔不要紧，王叔叔手脚不仅失去了知觉，而且全都动弹不得，出现四肢瘫痪。路人赶忙拨打"120"将王叔叔送到附近医院骨科急诊，经过医生紧急又详细的问询和检查，才知道这瘫痪居然是因为颈部脊髓损伤引起的。

人的脊柱里由上到下走行着神经，不同的神经在不同水平离开脊柱并发出分支支配人体的感觉和运动等功能。当脊柱受到外伤，其中的神经受到刺激和压迫后，就会引起相应区域的感觉异常和无力，从而出现单侧或是双侧的上肢瘫痪。由于支配下肢感觉和运动的神经在颈椎处还未离开脊柱，与支配上肢的神经共同走行，因此严重的颈椎外伤或疾病还可同时引起下肢瘫痪。

许多老年人的颈椎已经发生了一定程度的老化，颈椎间盘突出、骨质增生、韧带骨化、椎管容积减少等颈椎退变已经在一定程度上对颈髓造成了损伤，摔倒后的颈椎外伤会使这些神经损伤加重，从而引起瘫痪。除此以外，不少老人，尤其是女性，患有骨质疏松症。由于颈椎骨质硬度下降，轻轻一跤就有可能导致骨折，骨折产生的碎骨片如果突入椎管内,损伤脊髓,也可能引起瘫痪。

由于老年人颈椎或多或少都有一定程度的退化,因此更应加强对颈椎外伤的预防:家中常用物品放在方便取用的地方,避免爬高;保持地板干燥无积水;家中穿戴防滑拖鞋;浴室、卫生间铺设防滑垫,安装扶手;乘车要避免急刹车,上下楼梯要注意。另一方面,要加强颈部肌肉的锻炼,降低颈部受伤的可能。

 专家支招

- 平时要注意预防跌倒,改善居家环境。
- 受伤后出现四肢麻木无力和疼痛,要警惕出现颈椎损伤,避免随意搬动患者。

 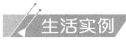 **22. 喝骨头汤不等于补钙**

生活实例

周奶奶被诊断为"骨质疏松症"已经有20多

年了。被确诊以来，周奶奶规律服用抗骨质疏松药物，坚持适量运动，至今身体情况较好，无大病缠身。当被其他老年朋友问她的"健骨"秘诀时，周奶奶介绍了自己引以为傲的补钙秘方："我每天都坚持喝骨头汤，而且必须熬上好几个小时。只有这样的骨头汤才能真正补钙。每次喝完自己熬制的骨头汤，立马觉得自己骨头更硬了，四肢也更为协调。"

钙是决定骨骼健康的关键因素之一。骨骼中的钙库始终处于不断的形成和吸收的新陈代谢过程。随年龄增长，老年人钙的摄入减少而肠钙的吸收降低，导致骨骼中的钙缓慢但不可逆转地流失，或早或晚，大部分老年人都会出现缺钙问题，最终导致骨质疏松。随着生活水平的提高，人们越来越重视补钙，但大多数人对于科学补钙都存在认识误区。很多人认为骨头汤能补钙，实际上，钙在汤里的溶解度非常小，单纯靠喝骨头汤难以达到补钙的目的。长期食用长时间熬制的骨头汤，对于老年人来说完全是弊大于利。

根据《中国居民膳食营养素参考摄入量》中介绍,50岁及以上人群推荐钙摄入量为每日1000～1200毫克,而每100毫升骨头汤中的钙含量为2～3毫克,一碗猪骨汤的含钙量仅有19毫克。也就是说,只有每天喝50碗以上的骨头汤才能满足老年人正常的钙需求。正如常人所熟知的那样,骨头中富含钙元素,但大部分的钙都被"锁"在骨头中难以释放,骨头汤中的钙含量很低,而且不易被吸收。至于"长时间熬制增加骨头中钙释放"的方法更是错误的。骨头经过长时间的熬制,骨头中富含的脂肪被完全释放,汤中脂肪含量极高,与其说"补钙",不如说是"喝油汤",这大大增加了老年人患心血管病的风险。此外,汤中还含有大量嘌呤,对高尿酸血症的老年患者来说,更是雪上加霜。

老年人补钙最直接和最有效的方式就是服用钙片。一般含钙量高的钙剂(如碳酸钙),水溶性较低,进入人体后需经胃酸解离成钙离子才能被人体吸收利用,影响胃内酸环境。当胃酸缺乏时解离不完全,生物利用度降低,并且较容易引起胃肠道刺激症状。因此，胃酸缺乏的患者不宜选用，可考虑选用水溶性好的钙剂，如醋酸钙、乳酸钙、葡萄糖酸钙等。钙片最好应在饭后 1 小时后服用。即使是胃酸缺乏的患者，餐后服用也能达到正常的钙吸收。钙片一天分几次服比一次服吸收好，服用钙片时为了避免一次补充钙量过多，建议分开多次吃。避免和高钙的牛奶、豆制品一起服用。因为一次性过量服用钙剂可能会增加心血管事件风险且会影响钙吸收。

日常生活中，老年人也可以多服用些牛奶和奶制品，比如酸奶、奶粉、奶酪等，这些食品中不但含钙丰富、吸收率高，同时含有优质蛋白、维生素等营养成分。每天喝上 300 毫升左右牛奶，就能补钙约 300 毫克，单讲钙含量，并不输给钙片。

肉制品中的营养较骨头汤更为全面，是补充营养的主要摄食成分之一，羊肉、猪肉、牛肉、鸡蛋、猪肉松等食品虽然不是人体钙的主要来源，但其含钙量仍高于骨头汤。高蛋白质含量是肉类最明显的优点，往往易于被人体消化吸收，有助于细胞修复、调节免疫功能，肉类中的脂肪也是人体的宝贵燃料,同时含有重要的矿物质,包括铁、磷、锌和全面的 B 族维生素,其中,维生素 B12 通常只能在源自动物的食物中找到。但是,肉类同样不推荐食用过多,不但减少钙的吸收,还会增加钙的排出。若肉类摄入过多,会导致膳食总蛋白质过剩。而蛋白质过剩,会增加尿钙的大量流失。

合理的可补充营养的饮食应多样化,特别是骨质疏松性骨折患者。注重摄入一些含钙量较多的食物,如虾皮、海带、奶制品、豆制品等,多食用瓜果、蔬菜,适当的蛋白摄入。不宜过多饮用咖啡、碳酸饮料,戒烟忌酒。

对于 50 岁以上的人群来说,补钙的同时千万不要忘记补充维生素 D。在骨质疏松的发生因素中,维生素 D 的活性不足甚至比钙的缺乏更为重要。在治疗骨质疏松症时补充维生素 D 往往比补充钙剂更有效。最简单的补充维生素 D 的方式就是晒太阳,紫外线照射皮肤产生的维生素 D 可以促进钙的吸收和利用。

需要注意的是,一些老年人认为钙片吃得越多就越能防治骨质疏松,这也是错误的。过多摄入钙片会干扰人体其他微量元素的吸收和利用，反而会导致血钙过高，引起一系列疾病，如肾结石、高钙血症等。

专家支招

● 钙片和牛奶等奶制品是正确的补钙方式，但切忌过量。

● 补钙的同时注意维生素 D 的补充，多晒太阳是有效方法。

● 合理的可补充营养的饮食应多样化，注重摄入一些含钙量较多的食物，如虾皮、海带、奶制品、豆制品等。

23. 老年人这样运动，骨骼更健康

生活实例

曾经身为军人的老王身体一向硬朗，虽然年过古稀但腿脚利索，还能经常跑跑马拉松。一天

第二部分　保健防病，骨骼强健不服老

073

下午,他看到一群年轻人正在踢足球,不禁回想起自己年轻时候叱咤球场的样子。心痒难耐的老王硬要加进去踢一把,完全忘记自己已经年过七旬了,在球场上跑了半个小时。但是第二天,老王感觉浑身疼痛,特别是腰背和小腿,几乎无法起床下地。老王的儿子见状赶紧带老王去骨科门诊就诊,候诊时儿子一直责怪老王:"老年人就应该好好待在家里搓搓麻将、看看电视,能不动就不动,减少受伤风险。"而老王却觉得运动是生命之本,越运动自己就越有活力。

在家中,由于担心老人摔伤,子女要求他们减少剧烈运动;在医院,医生却告诉老人要多运动。那么运动是否能使老年人的骨头更加健康呢?其实,"减少剧烈运动"和"增加运动"的说法并不矛盾,最主要的关键是要"适量"二字,适量运动确实有利于强健骨骼。

俗话说"生命在于运动",对于老年人来说也是成立的。人体的骨骼组织是有生命的组织,而老年人由于衰老、关节退变等各种各样的原因,容易出现运动不足的情况，而运动会促进全身新陈代谢，会不停地刺激骨组织，那么骨骼就不容易丢失钙物质。但是，由于老年人骨骼中的钙质很难增加，一年丢得比一年多，运动受伤的风险也就增加。对于老年人来说，过量运动或者负重锻炼都容易造成急慢性骨科疾病的发生或进展，如摔倒或扭伤后易骨折、加重骨关节炎等。

适当运动包括散步、慢跑、跳绳、打太极拳、做各种运动操或一些动作不激烈的舞蹈，有条件的话可以进行游泳锻炼。有研究发现，经常参加运动的老人，运动后肌肉应急能力和协调能力增强，平衡能力特别好，不容易跌跤，能有效地降低骨折的发生率。

建议骨密度正常且身体硬朗的老年人进行适当的抗阻力训练，运动中肌肉收缩会直接牵拉骨组织，使骨组织内部的骨小梁结构排列更为合理，增加骨密度，这使老年人的骨头更为健康。但是一定要注意根据自己的身体状况来调节运动强度，既能达到强身健体的效果，又能保证自身的安全。

老年人运动时应该遵循"先少后多、先易后难"的原则,没有运动习惯的老年人的运动时间最好短一些,然后慢慢延长锻炼时间。运动初期的老年人不能急于求成,而要选择适合自己的运动方式,长期坚持使自己的身体有了改善之后再增加运动量,只有在长期的坚持下才能收效。

此外,对于老年人来说,多进行适当的户外运动也就意味着有机会接受更多的光照,除了强化肌肉和骨骼,老年人的维生素 D 合成更加充足,钙的吸收也更好了。

最后,特别针对已经患有骨质疏松症的老年人,他们在开始一系列运动前应先征求医师的意见。对于部分骨质疏松症老年患者而言,其椎骨比较脆弱,即使是一些看上去轻微的扭伤或者轻度运动时间稍长,也并不安全,容易会引发骨折。也就是说,已患骨质疏松症的老年人应该在医师的指导下坚持合适的运动锻炼,这样既可防止骨质疏松症进一步加重,又可以预防骨质疏松症并发症骨折的发生。

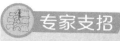专家支招

● 适量有氧运动有助于老年人的骨骼健康。

● 长期运动且骨密度正常的老年人建议适当增加抗阻力锻炼。

● 老年人运动时应该遵循"先少后多、先易后难"的运动原则，长期坚持才见成效。

● 建议户外适当运动。

● 骨质疏松症老年患者需要在医师的指导下进行少量运动。

24. 运动误区要牢记

生活实例

57 岁的张阿姨年轻时就喜欢跳舞，自从退休后更是有充足的时间跳舞，张阿姨还自己组建了一支广场舞队伍，每天带着小区里的中老年女性

一起跳广场舞。张阿姨身为队长,又因为对广场舞的热爱,每天晚上吃完晚饭就早早地下楼带领着队员们跳广场舞,每晚都要跳到9时才回家。她本来以为这样既丰富了自己的生活,又通过跳舞起到了锻炼的作用,可以降血糖、血脂。但是不久,王阿姨就感觉上下楼梯时右膝关节疼痛,渐渐地,走路时都感觉疼痛,每次蹲完厕所很难站起来,到医院检查后诊断为膝关节退行性病变并伴有内侧半月板损伤,医生称很大程度和长时间跳广场舞有关系。

运动对身体肯定是有益处的。从全身来讲,运动能促进人体的新陈代谢,进行户外运动还可以接受适量的日光照射,使维生素D的来源充足,这有利于钙的吸收。从骨骼来讲,人体的骨组织是一种有生命的组织,人在运动中会不停地刺激骨组织,骨组织就不容易丢失钙质,运动中肌肉收缩、牵拉直接作用于骨骼,有助于增加骨组织骨密度,同时骨小梁结构也会排列得比较合理,这样老年人常见的骨质疏松症就不容易发生。

中老年人常见的运动误区主要有以下几种。

（1）通过压腿、引体来活动筋骨：老年人韧带僵硬，没有足够的弹性，压腿很容易导致韧带拉伤、拉断。还有些老年人双手环抱大树用力拉伸，这种运动同样容易拉伤韧带。另外，有骨质疏松的老年人也容易造成骨折。

（2）撞树舒缓后背疼痛：一些老年人在公园中锻炼，背对着大树，使后背撞击在大树上，达到按摩的作用，这种运动是一种危险的运动方式。随着年龄的增长，老年人的血管壁上会长斑块，撞击大树产生的外力冲击很可能会导致这些斑块滑落，滑落下来的斑块会堵塞在血管里，最终引发心肌梗塞等病症。

（3）长时间运动：由于老年人各项身体功能退化，运动后身体的恢复速度减慢，如果长时间地进行运动的话很可能会因为锻炼的时间过量引发髋膝疼痛，被迫停止锻炼。

老年人锻炼切忌贪多，一旦感觉腿脚酸痛就要适可而止。一般来讲，活动选择应根据不同年龄、爱好、健康状况来决定。但大多数老年人都伴随着骨质疏松,不可选择过分剧烈、速度过快、时间过长的活动。

散步、慢跑可以刺激骨骼,增加骨量,防止骨量丢失,避免骨质疏松症的发生和进展,增加肌肉力量可以有效防止骨质疏松症引起的骨折。散步、慢跑应持之以恒,速度和距离都要循序渐进,不可操之过急。

太极拳通过改善全身血液循环,加快胃肠蠕动,改善消化功能,增加钙的吸收。太极拳动作缓慢、稳定,无过度对抗、剧烈的运动,更适合于老年人骨质疏松症的防治。

郊游、爬山既可以进行身体锻炼,又可以呼吸新鲜空气,接受阳光照射,调节身心,是防治骨质疏松症的有益的体育活动。在身体条件允许的情况下,去全国各地的名山大川旅游可以提高人们对运动的兴趣,增加生活情趣。老年人在郊游地点选择上,应考虑道路是否平坦,交通是否方便。应团队集体出行,选择坡度较低,相对平坦的道路,相互照顾,避免摔倒。

扭秧歌、跳舞对于老年人,尤其是患有骨质

疏松症不宜过度活动的老年人而言尤为推荐。它不仅有益于身心健康，而且还能有效提高身体协调性。经常进行这类活动可以塑造健美形体、愉悦心情、减缓衰老。但是要把握好时间，避免损伤。

此外，老年人运动时应注意选择透气性较好的衣服和防滑的鞋子，防止摔伤。同时，通过饮食或药物提高钙质摄取可以收到事半功倍的效果。

专家支招

● 运动前一定先做"热身运动"5分钟，对脚腕、膝盖、胯部、腰背四肢进行适当拉伸，加强肌肉血供、提升身体柔韧性，能够很好地避免关节损伤。

● 如果老年人在运动后感到持续疼痛，且休息几日后不能缓解，建议尽早就医，排除出现韧带或软骨实质性损伤的可能。

25. 得了膝关节炎也可以锻炼

 生活实例

　　家住3楼的王奶奶近两年总觉得膝盖不舒服,上下楼梯时更是疼痛难忍,每天陪老伴遛弯回家后她都要坐下来揉一揉膝盖来缓解疼痛。最近她连蹲下身子做家务都变得十分困难,这让一直不服老的她感到十分苦恼。老伴觉得是她太劳累了,劝她年纪大了就不要逞强,家里的家务交给保洁阿姨打理就好,要她在家里多休息一下。但在楼下晨练时邻居刘奶奶却告诉她这是年纪大了"气血瘀滞"引起的,只要多活动一下,把"气血"打通了自然就不痛了。听着截然不同的两种建议,王奶奶陷入了纠结。

　　膝关节炎是一种以关节软骨退行性变改变和继发性骨质增生为特征的慢性膝关节疾病,好发于中老年人群,其症状多表现为膝盖肿痛、上下楼梯痛、坐起立行时膝部酸痛不适等。也会表现为膝盖肿胀、弹响、积液等，如不及时治疗，则会引起关节畸形，残疾。

由于软骨的磨损会导致关节的不稳定，当关节出现不稳定以后，肯定会需要外力帮忙，那么这个帮忙的就是骨赘，它可以很好地帮助我们稳定关节。如果骨赘很小，没有刺激到关节周边的结构，那它就不会让人体产生不适感。但随着关节内软骨的磨损，关节的间隙将变得越来越窄，骨赘的形成也会越来越多，这时骨赘就会刺激到关节周边的软组织（如肌肉、肌腱和神经等），加上软骨磨损碎屑引发的炎症反应，导致疼痛。

临床通过关节间隙是否狭窄以及骨赘形成的程度来给骨关节炎进行分级。

（1）膝关节骨关节炎一期：此阶段患者关节内的软骨磨损较轻，膝关节仅有轻微的骨赘形成，处于这个阶段的患者关节疼痛往往不是特别的重，一般都是在上、下楼梯或者是蹲起的时候，关节有轻度的疼痛，甚至没有任何的症状，仅体检的时候发现存在着小的骨赘。运动方面可选择适量的快走、慢跑、游泳、乒乓球、羽毛球运动,但不建议进行足球、篮球运动。同时要注意不要过量运动,否则会明显加重软骨的磨损。

（2）膝关节骨关节二期：此期关节腔内的软骨磨损要比一期明显加重,虽然并未出现明显的关节间隙狭窄,但是骨赘形成的量已然增多。这个阶段的患者在屈伸膝关节或者是上下楼梯,甚至走平路的时候,都会出现膝关节的明显疼痛。运动方面还是要以快走、适当的慢跑、游泳为主。而像羽毛球或者是乒乓球这类的运动,此时已不建议尝试,同时在此阶段的患者已可以进行骨关节周边肌肉的康复锻炼了。

（3）膝关节骨关节炎三期：此期关节内的软骨磨损已经开始比较严重了,此时关节间隙已经开始出现明显的狭窄,骨赘的量也会变得更多,骨赘的大小也会变得更大。一般情况下处于这个阶段的患者疼痛会比二期的患者更加严重。而且关节往往会有积液形成,部分患者已经开始出现不能长时间的行走、不敢进行正常的下蹲或是盘腿动作了,否则会诱发明显的关节疼痛。此阶段已不建议慢跑。但适当的行走是完全可以的,注意速度不要过快,建议行走的量可以控制在六千步/日,另外此阶段患者的康复锻炼也变得尤为重要。

（4）膝关节骨关节炎四期：此期患者往往关节间隙特别狭窄,而且骨赘会形成得特别多,特别大,很多患者在这个阶段即使平卧休息的时候也会出现疼痛。此时患者的生活质量将出现明显的下降。即使在这个阶段也应该适当地进行游泳或者是慢走这样的运动,但是很多患者是不能接受的,对这个阶段的患者建议要进行系统的关节康复锻炼,尽量维持关节的屈伸角度,尽量避免发生严重的关节肌肉萎缩。

专家支招

● 得了膝关节骨关节炎,不代表就已经远离了运动,根据自己骨关节炎的分期,进行科学合理适量的运动,可以帮助维持肌肉的强度,避免骨关节炎带来的肌肉萎缩,对于延缓病情是有好处的。

● 所有膝关节骨关节炎患者都应该尝试进行康复锻炼。

● 有必要时可以借助拐杖帮助自己分担一下关节承受的重量。

26. 久坐对腰危害大

生活实例

退休工人老夏每天最大的兴趣爱好就是去社区中心棋牌室,与几位老友们来上"几圈"麻将。但是最近不知道为什么,老夏没打几圈麻将就腰痛难忍,右腿也是又酸又麻,有时走路都一瘸一拐的,这几天症状愈发严重,老夏决定寻求医生的帮助。在经过体格检查以及磁共振检查后,医生诊断老夏患上了腰椎间盘突出症,所幸突出较轻,压迫神经根不算严重,可以先尝试保守治疗。同时,在询问老夏平时日常生活习惯后,医生不建议老夏每天去打麻将。老夏对此表示不解，打打麻将本就是放松自己的活动，和我这椎间盘有什么关系呢？

久坐时间过长，对腰椎就会产生极大的负荷。坐位时，骨盆向后倾斜，腰椎前凸消失，重力线向前移动，因此腰椎的负荷比直立时要大。约是直立时负荷的 140％，特别是前倾坐位时负荷更明显，约是直立时负荷的 185％。

随着人们生活水平的提高，人们的体力劳动越来越少，甚至几乎不干体力活，家务活由家用电器代劳、出门有各种交通工具。长时间坐着，平时不参加体育锻炼的退休老人也不在少数，他们很有可能罹患腰椎间盘突出症。这些人缺少运动，全身肌肉松弛无力，长期坐位使他们的腰背肌群持续受到牵拉，使腰椎的加固作用明显减弱。腰椎的连接靠周围肌肉韧带的张力，张力减弱，腰椎的牢固性就差，一旦突然受到较大负荷的外力作用，就容易造成纤维环破裂，髓核突出。

在现代生活环境中，应该适当参加一些能活

动全身的体力劳动和体育锻炼,加强全身肌力及肌群之间的功能协调性,尤其是长期坐位者、家族中有患腰椎间盘突出症的人,有慢性腰痛者,长期在寒冷、潮湿环境下工作时更应注意。

专家支招

● 建议坐着的时间一次不要超过 2 小时,最好每隔 1 小时左右起身活动一下。

● 适当参加一些能活动全身的体力劳动和体育锻炼,加强全身肌力及肌群之间的功能协调性,有利改善心肺功能、减少腰痛发生率。

27. 佩戴腰托的注意事项

在治疗腰椎间盘突出症的过程中使用范围较广,但其佩戴和使用并不是随意的,应主要注意以下几个问题。

(1)腰围的佩戴使用应根据病情灵活掌握:患者经大力牵引或长期卧床治疗后,应严格遵照医嘱佩戴腰围下地,以巩固治疗效果;而当病情减轻,症状消失后,则不应对腰围产生依赖,应及时取下腰围,加强自身腰背肌锻炼,以自身肌肉力量加强对腰椎的支撑和保护作用。否则,长期无原则佩戴腰围会使腰背肌肉发生废用性萎缩及关节强直,患者会出现离不开腰围,甚至症状加重的现象,这对于腰椎间盘突出症的治疗有害无益。

(2)选择腰围的规格应与患者体型相适应,一般上至下肋弓,下至髂嵴下,后侧不宜过分前凸,前方也不宜束扎过紧,应保持腰椎良好的生理曲度。如腰围规格不符,不仅患者佩戴后会产生不适,而且不能起到其应有的作用。

总之,患者选择或佩戴腰围,应在医师指导下进行,这样才能合理佩戴,物尽其用。

其实,腰围是骨科常用支具中的一种,其主要作用是制动与保护。腰围一般用皮革或帆布衬以钢片或竹片制成,当佩戴上腰围时,对腰椎的活动,尤其是前屈活动会起到限制作用,使腰椎局部组织可以得到相对充分的休息,缓解肌肉痉挛,促进血运的恢复,消散致痛物质,使神经根周围及椎间关节的炎症反应得以减轻或消失。

由于腰围能加强腰椎的稳定性,因此,当腰椎间盘突出症患者经卧床或牵引治疗后开始下地活动时,常佩戴腰围以加强保护,使腰椎的活动量和活动范围受到一定限制,以巩固前期治疗效果。

目前,腰围的种类很多,有药物腰围、磁疗腰围等,它们除了制动与保护功能以外,还能辅以中药离子导入、磁疗等作用,患者也可根据病情灵活选用。

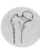

28. 居家颈椎牵引指南

生活实例

56岁的张阿姨已经有将近1个月没有睡好觉了。从半年前开始,张阿姨就出现双侧颈项部疼痛,一开始没有太在意,以为只是颈部肌肉劳损了,休息一下就好。但是随着时间的推移,张阿姨的症状非但没有缓解,原本局限于颈项部的疼痛已经蔓延到双侧上肢,还伴有剧烈的麻木感。到

1个月前,张阿姨不但因为剧烈的疼痛以及麻木夜间难以入眠,还不知为何连筷子都拿不稳了。有位曾经有过和张阿姨类似症状的亲戚说:"你这是颈椎病啊,要不去看下医生做做牵引吧!"张阿姨很惊讶:"颈椎病不是要开刀的吗? 做牵引管用吗? 怎么做牵引啊?"

颈椎牵引疗法主要用于治疗神经根型颈椎病,对解除神经压迫有明显作用。对于脊髓受压明显的脊髓型颈椎病或合并颈椎不稳定的神经根型颈椎病不宜采用牵引治疗,牵引重量不当甚至会加重症状。

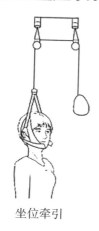

坐位牵引

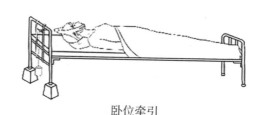

卧位牵引

颈椎牵引疗法示意图

颈椎机械牵引是通过机械手段给颈椎施加牵拉力,使其发生相对伸长,从而达到分离关节面、牵伸周围软组织和改变骨结构之间角度或弧度等目的的一种康复治疗技术。颈椎牵引是治疗颈椎病的一种有效方法,但是该疗法需要一定的连续治疗时间才能起效。如果每天都要赶到医院进行治疗,会给患者带来很多不便。其实在医院、医药商店甚至是网上都可以买到简易的颈椎牵引器械,患者完全可以在家里进行颈椎牵引治疗。

颈椎牵引分坐位和卧位两种。一般病情较轻者用坐位,而且坐位所需空间较小,比较适合在家里使用。坐位牵引时,将布制枕颌牵引带(又称四头带)套于患者的枕部及下颌部,在左右两侧将前后叶绑在一起,将牵引绳一端与牵引带连接,使绳子通过滑车(滑车可挂在门上或支架上),将绳的另一端挂上所需要的重量。

卧位牵引一般用于病情较重者。卧位牵引时,需要患者头侧的床头有挡板,将滑车挂在挡板上牵引绳一端与枕颌牵引带连接,另一端通过滑车后连接牵引重量,同时最好将患者头侧的床脚抬高 20～25 厘米，以防止患者沿牵引方向移动。

　　颈椎牵引时，尤其在家里牵引时应注意以下几点。

　　（1）牵引时枕颌带的前面部分应套于下颌部（即下巴处，如图），千万不能压在颈前喉部，当心引起窒息事故。如果患者双上肢无力，牵引时应有家属在家照看，否则一旦枕颌带向喉部滑移时，患者无法自行调整位置。

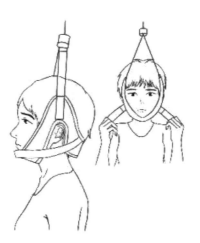

枕颌带位置正确

　　（2）牵引角度一般略向前倾 5～30 度，患者可自行体会选择最能缓解症状的角度来牵引，左右屈曲角度也可以进行适当调整。

（3）牵引重量一般在 3～15 千克,初次牵引时可选择较轻的重量,以后逐渐增加。

（4）牵引时间因人而异。一般轻症患者采用间断牵引,每日 1～3 次,每次 15～30 分钟,重症卧位牵引者可行持续牵引,每日牵引 6～8 小时。

刚开始牵引治疗时,少数患者可有头晕、头胀或颈背部疲劳感。如果发生这种情况,牵引应该从小重量、短时间开始,以后根据患者的具体情况,逐步增加牵引重量和延长牵引时间。如果颈椎病的症状反而加重,可能是牵引加重了对神经或血管的刺激或压迫,应立刻终止牵引,改用其他治疗方法。

 29. 健身不是年轻人的专利

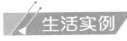 生活实例

徐阿姨今年 68 岁了,离她家不足 200 米的地方有一家知名健身会所。徐阿姨听说老年人多运

动可以改善骨代谢情况，可以预防骨质疏松的同时对心脑血管也有好处，但是她自己也有一定的顾虑。因为她听说健身房都是年轻人去的地方，自己一把老骨头去健身房里不要说去举哑铃了，随便磕磕碰碰都有可能把自己送进医院，因此一直十分纠结到底要不要去办张健身卡。

其实和一般年轻人一样，老年人是可以去健身房健身的，甚至可以做力量训练。和年轻人相比，老年人更需要做健身运动。健身运动对于所有年龄层效果都是增强肌力、增加肌肉量、增加骨质密度，而这正是老年人不断在流失的健康要素。健身不只可以增强肌肉，还可提升本体感觉，使老年人对周遭的环境刺激反应变好，在紧急时刻的反应可以加快，例如，走路时突然看到前方有障碍物，可以较迅速地避开等。此外，健身也会让脑部的认知功能进步，记忆力、逻辑思考都能更加清晰。

老年人在做健身规划时，可以以下肢训练作为重点，常做蹲姿就是一个很好的办法，如果不能蹲,就简化成坐姿起立,从坐到站除了加强腿部肌肉,还可以训练重心的位移,掌握重心变化也能避免跌倒。要注意的是,需选择刚好膝盖能呈现90度、脚掌可以完全踩到地面的椅子来练习,加上扶手更佳。可以从较高的椅子开始,渐次转换到较低椅子,增加困难度。

另一个重点是训练强度,有必要的时候就开始负重或是用可以增加强度的器材,有强度刺激才可以促进骨质和肌肉的生成,例如增加负重重量,或是训练的组数逐渐提升。运用负重可增加强度,有强度刺激才可以促进骨质和肌肉生成。

老年人健身要注意以下几点。

(1)了解伤病史:对于老年人而言,在训练开始前尤其要评估其膝关节的活动度,如果在关节活动受限的情况下,老年人自然不敢做弯曲,甚至蹲的动作。此时就建议先从慢走开始,逐渐增加膝关节活动度,接着在膝盖疼痛减轻后,再做其他训练。

(2)了解老年人的基础疾病:在开始健身计划前,评估老年人高血压以及心血管疾病情况,从而制定合适的训练强度可以有效防止健身过程中心脑血管意外的发生。注意定期随访老年人骨密度,从而客观评估健身对骨代谢的改善情况并为训练强度的制定做参考。

(3)健身方式的选择:老年健身方式相对有限,运动以"轻、柔、稳"为原则,避免身体超载。适宜的健身方法一般有太极、保健操、慢跑、原地单车等,而不应过度运动,同时应注意饮食,以轻淡为主。

 ## 30. 做家务不能代替锻炼

生活实例

王阿姨有两个孩子,为了能更好地照顾自己的孩子,王阿姨当全职家庭主妇已经有5年了,平日里包揽家里大大小小的家务事,比如做饭、扫地、洗衣服等,经常需要做弯腰的动作。最近几个月,王阿姨常常会感到腰痛,特别是做家务的时候,腰痛的症状会加重。

做家务确实能让人感到繁忙、疲惫,但是在做家务过程中，肌肉的收缩并不是持续的，能量的消耗也不是均匀的。要达到锻炼的目的需要保证心率以及呼吸达到较高的频次并维持 15～20 分钟，做家务显然不能达到以上要求。因此，做家务实际上属于一种轻体力劳动。其次，对于患有骨质疏松的老年人来说，外出锻炼如步行、骑自行车等活动不但能增加骨骼的负荷，促进骨代谢。还可以多接触阳光，增加皮肤活动维生素 D 的转化，延缓骨质疏松的进展。

当我们用错误的姿势做家务时，腰椎的前凸就减少了，后方的肌肉、韧带和关节囊也被拉长了。这些肌肉可不像人一样任劳任怨，长时间处于这种紧绷状态，久而久之肌肉就会疲惫、劳损。

因此，不能依靠做家务来替代体育锻炼，而是要想办法将家务与体育锻炼融合，比如推着婴儿车到外面长距离行走、和年龄较大的儿童一起跑步打球等。平时在家做家务时，需要弯腰时也要注意髋关节用力，双侧下肢贴紧，腰部挺直。切菜时要选择合适高度的操作台，不要弯着腰。尽量使做家务成为一种额外的、安全的体能消耗运动。

31. 教你一招自我测试骨质疏松

听闻邻居李奶奶因为骨质疏松性骨折住院做手术了,张奶奶不免有些担心,自己近些年来时常有腰背酸痛,会不会也骨质疏松? 可是张奶奶家附近就医不便,子女都在外地上班,陪老人去一趟医院很不容易。张奶奶心想,这要是在家就可以测测是不是有骨质疏松就好了。

骨质疏松症往往来得无声无息,出现骨折现象时已经到了严重阶段。然而,现在国际上尚无治疗骨质疏松症的特效方法,因此,需要早诊断、早干预。骨质疏松症没有特异性症状,相当一部分骨质疏松症患者会感到腰背酸痛或钝痛,疲劳时加重,休息后好转,当出现上述症状时需要警惕是否有骨质疏松。

此外,当有下列危险因素时,更要警惕骨质疏松的发生：年龄增加（尤其≥65 岁）；40 岁以后有脆性骨折史；有家族骨质疏松性骨折史；早绝经（45 岁前停经）；低体重；身高缩短 4 厘米或年缩短 2 厘米；长期低钙摄入；嗜烟；酗酒；过度摄入咖啡因；制动；易于摔倒；类固醇激素应用超过 2 个月；患有性腺功能减退或类风湿关节炎等。其中年龄增加和低体重是骨质疏松及骨折的强烈危险因素。生活中可通过 OSTA 指数来预测骨质疏松的风险度：［体重（千克）－年龄］×0.2＝数值（取整数），一般＜－4 为骨质疏松症高风险人群；－4～－1 为骨质疏松症中等风险人群；＞－1 为骨质疏松症低风险人群。因此，日常生活中我们可以自己先通过上述公式评估。如果存在较高的发生骨质疏松症的危险，应及早到医院进行进一步检查，以便达到早期诊断、早期治疗的目的。

风险级别	OSTA 指数
低	＞-1
中	-4～-1
高	＜-4

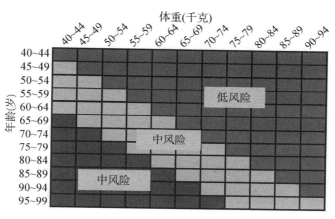

图表：骨质疏松的自我测评

专家支招

● 自我测试仅提示患骨质疏松症的风险高低，并不代表是否患有骨质疏松症，确诊还得上医院做检查。

● 骨质疏松重在预防，年轻时的饮食和生活方式对预防年老后发生骨质疏松非常重要。

● 预防骨质疏松包括调整生活方式、补充钙剂和维生素 D、药物治疗和积极的骨密度检查等。

32. 别踏入补钙的误区

生活实例

50多岁的陈阿姨平时经常出现胸背部、关节处的疼痛，医生给李阿姨做完全套的检查后，说是骨质疏松症，需要补钙。但李阿姨却是一头雾水，连忙声称一直在吃钙片，每天都喝牛奶。而且血液检查报告中的血钙含量也是处于正常值的范围之内，怎么就缺钙了呢，肯定是医院的检查报告打错了。医生说陈阿姨踏入典型的补钙误区了。

老百姓的普遍认识就是只要喝牛奶、吃钙片、晒太阳，那就算是成功补钙了。不得不承认，以上的确是好的补钙措施。即使身体摄入了大量的钙，但它可能没有沉积到骨头上去，那么以上所有的措施往往是无用功。对于中老年人，单纯补钙是不能预防骨质疏松的。

大量的科学研究表明，人的骨骼生长存在着

两个阶段,一个是 35 岁之前,骨骼中的骨形成大于骨丢失,要为身体提供足够骨形成原材料,像钙和蛋白质等,在这个阶段中,缺乏钙构成了骨骼问题的主要矛盾。另一个阶段是在 45 岁之后,尤其是女性朋友们随着年龄的增长进入绝经期以后,雌激素的水平明显下降,骨吸收的能力会明显加强,骨骼中骨形成少于骨丢失发生了巨大的转变,使得我们骨形成的能力相对减弱,从而造成骨量的丢失,骨吸收过程过强造成了负平衡,进而形成骨质疏松症,这个时候主要的矛盾就不是钙补充不足的问题了。因此,对于中老年人这类特殊群体的骨质疏松症,是不能单纯地依赖于补钙就能够预防骨质的疏松。

缺钙与骨质疏松有关,但不能把缺钙和骨质疏松等同起来。一味补钙只能是耽误治疗时机,影响生活质量。另外,单纯补钙是不能被人体充分吸收的,老年人真正缺乏的是维生素 D,因为它是内源性的。老年人皮肤变薄,维生素 D 源就少了,因此在补钙的同时更应补充一定的维生素 D,促进钙的吸收。治疗骨质疏松的目的是降低骨折风险,光靠补钙是不够的,还需使用抗骨质疏松药物,服用抑制骨吸收、促进骨形成的药物。

补钙并不是简单地吃什么药物或者是吃什么食物就能起到很好的作用。并不存在什么最好的办法,只有综合系统地进行补钙,科学合理地运动、饮食,配合医生进行正确的药物选择,才能帮助自己把骨骼强健起来。

专家支招

● 提倡均衡的饮食,摄入钙含量高的食物比如牛奶、豆类、蔬菜等。

● 多晒晒太阳,促进体内维生素D的合成,有利于钙的吸收。

● 坚持规律的体育运动可以促进骨骼的新陈代谢,增强骨质密度,还能让人的平衡能力增强,从而避免骨质疏松引起的脆性骨折。

● 服用钙剂仅仅是基础的治疗,还需补充外源性维生素D,以增加肠钙的吸收,促进骨骼的矿化。针对严重的骨质疏松,还需联合抗骨质疏松药物比如骨吸收抑制剂、骨形成促进剂等共同治疗。

● 必要时求助医生，老年人一旦确诊骨质疏松症，还是到医院寻求专业的诊疗方案。

33. 防治骨质疏松，食补是基础

民以食为天，合理均衡的膳食能够使我们的身体保持健康有活力，并预防一些疾病。钙是我们骨骼中"建筑工人"（成骨细胞）造骨头必不可少的原料，一旦缺钙就容易导致我们患上骨质疏松。选择含钙量的食物是我们进行食补的首选方案，那么食材应该如何选择呢？

含钙丰富的食物有鱼、虾、鸡蛋、豆制品、牛奶及奶制品、芝麻、紫菜等。经常吃富含钙的食物可以帮助我们预防骨质疏松。豆腐，绝对是补钙的好手，每 100 克豆腐的含钙量达到 164 毫克。如果一些人乳糖不耐受可以选择多吃豆腐。晚饭来一盘豆腐干炒青菜,补钙又好吃。牛奶及奶制品的钙含量也是极为丰富,每 100 克牛奶中有 106 毫克钙含量,另外其他元素的含量也很高。特别是奶酪的钙含量能达到鲜牛奶的 8 倍之多,奶制品的钙也极易被我们人体所吸收。青菜、芥菜等蔬菜也是含钙量丰富,也是钙的较好来源。

通常食补并不能补充一天所需的钙质。对于是否需要补充钙片,医生建议最好还是首先通过膳食补充。如果膳食当中的钙含量相对来讲比较高,那么可以适当地酌情减少补钙的量,如果饮食当中含的钙相对来讲不是特别高,那么就需要通过每日补充钙补充剂来满足每日的需要总量。

人的年龄到 30 岁后骨量便达到了最高峰,随后人体骨量不可逆流失,有的钙片含有 600 毫克高浓度钙,钙片 1 粒≈牛奶 500 毫升≈豆腐 400 克≈骨头 30 千克熬汤。每天在适量吃补钙的食物,如豆腐、牛奶或奶制品、绿叶蔬菜的基础上的同时,及时进行钙剂补充,补足每日所需,且有的钙片中还含有维生素 D、镁、锌、锰、铜等微量元素,其中维生素 D 可以更好地促进钙质的吸收,食用方便，适合上班族、运动员、老年人等。

此外，我们也需要适当地摄入一些含有维生素 D 的食物。维生素 D 可以帮助肠道内钙的吸收。因此适当吃一些富含维生素 D 的食物如鱼肝油、深海鱼类、动物肝脏、蛋黄等也能很好地预防骨质疏松。

我们需要避免摄入会影响身体内钙吸收的食物。比如菠菜里的草酸会与食物里的钙形成草酸钙沉淀，不利于钙的吸收；浓茶和咖啡里的咖啡因也会抑制小肠对钙的吸收，两杯咖啡将会流失大约 15 毫克的体内钙含量。因此对于想通过饮食来预防骨质疏松的人群来说，这些食物需要尽量少摄入。吸烟和饮酒也是影响骨质疏松的重要危险因素，会影响骨代谢，应该戒烟、限酒。尽量避免或少用影响骨代谢的药物。

此外，对于高钠饮食以及碳酸饮料如可乐是否会导致骨质疏松，虽然不同研究有不同结果，但是长期高钠饮食会增加高血压风险，而长期喝碳酸饮料则会增加糖尿病风险，因此在日常生活中也最好避免。

当然，仅仅依靠饮食一种途径来防治骨质疏松效果是有限的，往往需要多管齐下才能达到较好的防治效果。由于绝大多数老年人胃肠道功能减退，导致对食物中钙和维生素 D 的吸收大打折扣，因此往往需要额外补充钙和维生素 D 制剂来满足身体需要。经常晒太阳、适当体育运动锻炼也是一些防治骨质疏松较好的方法。

最后要指出一点，骨质疏松患者不建议自行通过饮食来治疗，应该先就诊排除是否存在导致骨质疏松的继发性因素。即使是原发性骨质疏松，我们也往往会加用一些药物来更好地改善骨质疏松情况，防止未来出现骨质疏松性骨折这一严重并发症。盲目地补充钙和维生素 D 有可能不仅无法治疗骨质疏松，反而会导致结石或者维生素 D 中毒等不良反应。

总的来说，通过饮食防治骨质疏松虽然是一种较为简单的方式，但是也并非适合所有人群，对于骨质疏松的患者而言，还是建议咨询医生寻求更为科学的治疗手段为佳。

专家支招

● 多摄入鱼虾、蛋奶、芝麻、紫菜等含钙丰富的食物在一定程度上可以预防骨质疏松。

● 饮食防治骨质疏松作用有限，对于骨质疏松患者而言，遵医嘱治疗才是最为科学的方法。

34. 收好这份食谱，营养全面升级

生活实例

刘奶奶退休后，有了更多的时间在厨房忙碌。为了全家的营养均衡，她常常上网搜索各类菜谱，但是海量的信息与模糊的营养信息让刘奶奶不知道该相信何处，经常迷茫地望着菜场里丰富的菜品无从下手，饮食种类的搭配成了让刘奶奶每天焦虑的难题。

牛乳及乳制品、豆类和豆制品、鱼类及海产品、坚果类食物、肉类与禽蛋、蔬菜类、水果与干果类的全面膳食摄入有助于均衡营养,应挑选营养价值高的食谱种类进行合理搭配。为了让人体全面吸收各类营养物质、对抗骨质疏松、预防各类骨科疾病,建议每周按如下食谱推荐的食物种类进行搭配。

　　(1)牛乳及乳制品。

　　(2)豆类和豆制品:豆类含丰富的优质蛋白质,不饱和脂肪酸,钙及维生素 B_1、维生素 B_2 和烟酸等,长期食用可以在获取丰富营养同时预防骨质疏松。

　　(3)鱼类及海产品:如鲫鱼、鲤鱼、鲢鱼、泥鳅、虾、虾米、虾皮、螃蟹、海带等。

　　(4)坚果类食物:如杏仁、花生、松子等,这类食物中富含丰富的油脂、维生素、矿物质和大量钙质,有抗衰老的作用,常吃能够坚固骨骼、增强体质。

　　(5)肉类与禽蛋:如羊肉、猪肉、鸡肉、鸡蛋、鸭蛋、鹌鹑蛋等。

（6）蔬菜类：有芹菜、油菜、胡萝卜、萝卜缨、芝麻、香菜、黑木耳、蘑菇等。

（7）水果与干果类：包括柠檬、枇杷、苹果、黑枣、杏脯、橘饼、桃脯、杏仁、山楂、葡萄干等。

35. 服用钙制剂有讲究

 生活实例

胡爷爷因为前段时间被诊断为骨质疏松症，最近开始服用钙片，可是吃了一段时间来医院复查骨密度后发现，并没有显著改善效果。胡爷爷纳闷了，为什么天天吃钙片，骨质疏松没有得到明显改善。医生仔细一问，发现原来胡爷爷平时爱好抽烟、喝酒、打牌，只有想起来的时候才吃一粒药。医生便向胡爷爷耐心解释，这个钙制剂的服用也是有一定的讲究。

钙的充足摄入对获得理想骨峰值、减缓骨丢失、改善骨矿化和维护骨骼健康有重大的意义。

中国营养学会对我国居民膳食推荐的钙每日参考摄入量建议是成人 800 毫克，50 岁以后 1 000～1 200 毫克，尽可能通过饮食摄入充足的钙，如果饮食中钙摄入不足时可给予钙剂补充。营养调查显示我国居民每日膳食约摄入元素钙 400 毫克，故仍需补充元素钙 500～600 毫克/天。因此，单纯地依靠膳食还是远远不够的。很多人认为，钙片等钙制剂只要吃下去了那就相当于补钙成功了，但其实这种想法是错误的，因为钙制剂的服用是非常讲究的。在钙剂的选择上需考虑多方面的因素比如钙元素含量、安全性和有效性，尽量选择含量较高、制剂溶出度好、吸收好和生物利用度好的药品。目前主要以无机盐钙制剂、有机钙制剂及中药钙类制剂为主，各自有优缺点，选择服用前应由医师指导。

合适的补钙时间也是需要注意的一个问题，最好是在饭后服用补钙剂。最佳时间为餐后 1～1.5 小时。因为吃完饭以后胃酸分泌是最充分的时候，人体如能提供一个比较酸性的环境将会更有利于钙的吸收，如果没有足够的胃酸来分解钙离子,那么就不能被身体利用吸收,不但起不到补钙的作用,同时还会对胃肠道产生刺激。其次,最好分次服用,这样才能被我们的身体更好地吸收,不会造成浪费。研究表明,分次服用能有效提高钙的吸收效率。

临睡前补钙可以为夜间的钙调节提供钙源,阻断体内动用骨钙。另外,钙还有镇静作用,可以有助于老年人睡眠。因此,临睡前服用一次钙剂效果也会更对人体有利。

推荐与维生素 D 共同使用以达到最佳效果。维生素 D 具有抗佝偻病的作用,又称抗佝偻病维生素,是固醇类衍生物。在维生素 D 家族中,对健康关系最密切的要数维生素 D_2 和维生素 D_3。维生素 D 可以促进小肠钙吸收,促进肾小管对钙磷的重吸收,调节血钙的平衡,对骨细胞呈现多种作用,主要用于组成和维持骨骼的强壮。它被用来防治儿童的佝偻病和成人的软骨症,关节痛等。患有骨质疏松症的人通过添加合适的维生素 D 可以有效地提高钙磷离子的吸收度,增强骨的强度。维生素 D 有利于钙在胃肠道的吸收,成年人推荐维生素 D 摄入量为 400 国际单位（10 微克）/天；65 岁及以上老年人因缺乏日照及摄入和吸收障碍常有维生素 D 缺乏，推荐摄入量为 600 国际单位（15 微克）/天；可耐受最高摄入量为 2 000 国际单位（50 微克）/天。

钙剂的使用还需注意以下事项。

（1）避免与影响钙吸收的药物合并使用，如皮质类固醇、四环素或含铝的制酸药等。

（2）定期监测血钙和尿钙，预防补钙过量。长期大量服用钙剂，可引起高钙血症、高尿钙症、肾结石、异位钙化、动脉粥样硬化等不良结果，并可能会影响铁、锌、镁等其他微量元素的吸收，因此切莫过量补钙。

（3）高血钙和高钙尿症患者禁止服用任何钙剂，同时糖尿病患者也禁止服用含糖类的钙。

（4）如有胃部不适时，尽量选择对胃刺激小的制剂。

（5）为了让钙更好地吸收，建议钙剂要嚼碎后服用最佳。

（6）不建议高盐饮食、咖啡因、饮酒和吸烟，否则会影响钙剂的吸收效率。

36. 选择钙制剂有技巧

生活实例

王奶奶今年 60 岁，最近总觉得脚后跟、腰还有脖子疼痛，还出现牙齿松动、食欲减退。朋友们告诉她可能是缺钙了，最好上医院去查查，听听医生的意见。但王阿姨不太愿意，心想不就缺钙嘛，二话没说就买了许多进口的补钙保健品，具体什么有效成分她自己也不是很清楚。王奶奶吃了一段时间，好像症状缓解也不是很明显。

目前市场上钙制剂种类实在太多了，常常让人眼花缭乱，选择起来不知所措。其实，种类繁多的钙剂大致可分为 3 类。

（1）无机钙类：虽然水溶性小，但其能在胃酸中溶解，是所有药用钙盐中含钙量最高的一种，且价格低廉，是目前应用最广的补钙剂。常

115

见的制剂有碳酸钙、磷酸氢钙等。但这类钙剂可能会引起嗳气、便秘等不良反应，其吸收胃酸缺乏者会影响，老年人选用时应根据自己身体情况加以注意。

（2）有机钙类：水溶性好，但吸收率低，多与其他钙盐一起制成复合制剂应用。老人应尽量选择这些水溶性较好的钙制剂，如枸橼酸钙、乳酸钙或葡萄糖酸钙，最好同时加服维生素 D，以促进小肠对钙的吸收。但葡萄糖酸钙中含有一定糖分，对于糖尿病患者或血糖高的老年人不宜选用。

（3）天然钙类：这类钙剂大多采用动物骨骼、海洋生物的脊椎、贝壳等制成。如龙牡壮骨冲剂是由龙骨、牡蛎、龟板等天然中药组成，并配以维生素 D，临床对老年人骨质疏松有一定疗效。

我们在选择钙剂时的总体原则是选用钙离子含量较高、制剂溶出度好、吸收好和生物利用度好的药品。不同种类的钙，钙离子比例不同。例如碳酸钙所含的钙离子含量大约是 40%，海藻钙所含的钙离子约 30%，柠檬酸钙所含的钙离子约 20%，葡萄糖酸钙的钙离子含量约 10%。并不是钙的含量越高就吸收得越多,钙的吸收率受很多因素影响。胃酸、胃蠕动、维生素 D 等都有助于钙的吸收,草酸类食物则会降低钙的吸收率。

专家支招

● 钙剂种类较多,并不是越昂贵越好,需要结合自身的具体情况选择适合的钙剂。

● 单纯补钙对预防和治疗骨质疏松作用有限,常常需要搭配其他手段,因此补钙也应在医生的指导下进行。

37. 太阳这样晒,骨头更强健

维生素 D 是一种人体必需的维生素,食物摄取可以提供人体需要量的 10% 左右,其余的 90% 需要自身皮肤合成。皮肤的合成离不开阳光的照射,因此维生素 D 又被叫作"阳光维生素"。老年人如果长期缺少光照会导致维生素 D 缺乏。

正确晒太阳主要有 3 个要点:何时晒,晒多久,晒哪里。晒太阳的时间应该选在一天中阳光较为柔和的时候,在接受紫外线照射的同时不至于皮肤损伤。上午 9～10 时和下午 4～5 时紫外线强度相对偏低,是皮肤合成维生素 D 的好时机。对于正常饮食的人群来说,每天接受 30 分钟的户外光照,就能生成适量的维生素 D 储备。具体的时间可以根据季节来调整,冬春季紫外线较弱,身体裸露的皮肤少,时间可以控制在 30 分钟左右,次数也可以适当增加;夏季紫外线较强,裸露部位多,晒太阳的时间和频率应该相应减少。涂防晒霜和隔着玻璃晒太阳都会影响晒太阳的效果,并不推荐。晒的部位也应该关注。躯干部皮肤的敏感性高于四肢,上肢皮肤的敏感性高于下肢,头、面、颈部及手足对紫外线最不敏感。晒太阳的时候应该选择敏感性差的部位充分暴露。

除了促进钙吸收、改善骨健康,晒太阳能舒缓心情,促进慢病控制,改善睡眠,可谓好处多多。但在晒太阳的过程中也应注意根据以上知识防护不被紫外线晒伤。

专家支招

● 科学晒太阳好处多，维护人体骨健康、保护心脑血管、舒缓心情、改善睡眠。

● 短时非敏感部位暴露在阳光下对皮肤是安全的，不要长时间沐浴在阳光下。

38. 哪些生活习惯容易得骨质疏松

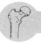 生活实例

隔壁村的牛爷爷和蔼可亲、为人善良，村里村外只要提到牛爷爷无一不竖大拇指称赞。然而牛爷爷有非常不好的生活习惯——爱喝酒和挑食。一日三顿的两顿饭中必有白酒，而且牛爷爷不爱吃鱼虾和肉类，他认为坚持吃素才有利于身体健康。然而从去年年底开始，牛爷爷无缘无故出现腰背酸痛，最近这段时间越来越严重，而且影响到了睡眠。去医院检查后医生告诉牛爷爷，他的骨

头"生病了"——骨质疏松。

我们身体的骨头不仅仅是一副支架,同样也是一种器官。正如同高脂饮食对心脏、肝脏有损害一样,不良的生活习惯对于我们的骨头也会产生影响。换句话说就是我们的骨头也会"生病",而骨质疏松则是我们骨头非常常见的一种疾病。那么生活中有哪些不良习惯会让我们更容易得骨质疏松呢?

首先,含钙食物摄入减少,这是最常见的因素之一。正如同建筑工人造房子离不开砖头一样,人体骨骼的健康也离不开钙。含钙食物摄入减少,久而久之会造成血钙水平降低,骨骼中的"建筑工人"将会没有"砖头"(钙)来造出健康的骨头,而"拆迁工人"则继续破坏骨头,最终导致骨质疏松的发生。而对于老年人而言,由于胃肠功能下降,钙的吸收会减少,这也会造成钙的缺乏,继而发生骨质疏松。

其次,身体活动量的减少。在一定应力下,骨组织的厚度和骨小梁密度、数量和质量都会增加,这也是为什么经常运动的人骨密度比同年龄不运动的人骨密度高的原因。而老年人的运动量明显减少，强度下降，这使骨骼所承受应力减少，促使骨骼出现废用性疏松。此外，有一部分老年人因为某些原因不得不长期卧床，这也会使其更容易患上骨质疏松。

再者，日照不足也会导致骨质疏松。人体钙的吸收需要依靠维生素 D，而太阳中的紫外线可以促进我们的皮肤合成维生素 D，因此说晒太阳是可以预防骨质疏松的。但是有部分老年人因为种种原因导致户外活动减少，皮肤接受日照不足，这将导致人体内维生素 D 含量不足，继而影响钙的吸收，最终引起骨质疏松。此外，长期抽烟、大量饮酒或者说是酗酒也是会导致骨质疏松的。研究数据表明，每天喝 1～2 杯酒的人要比不喝酒的人骨质疏松发生的概率高 1.36 倍，而每天喝 2 杯酒以上的人比不喝酒的人骨质疏松发生的概率要高 1.63 倍。而且有不少的研究资料表明饮酒过量者更易发生骨折。那么对于饮酒所造成的骨质疏松是否可以逆转呢？目前认为,一般在戒酒 2 年后,骨形成会增加。因此,戒酒是预防嗜酒者骨量继续丢失乃至骨质疏松的最好措施。

同样,吸烟也与骨质疏松有关。吸烟能降低骨密度,是引起骨质疏松,导致骨折危险增加的原因之一。最近的研究还表明,吸二手烟同样是导致骨质疏松的危险因素,尽早戒烟不仅有利于自己,同时也有利于身边的人。

生活中一定要注意避免这些坏习惯,让骨头保持一个健康的好状态。

专家支招

● 含钙食物摄入减少、身体活动量减少、日照不足以及长期抽烟喝酒等不良生活习惯更容易得骨质疏松。

● 高龄患者出现无缘由腰背酸痛,建议就医排除骨质疏松。

39. 烟酒是骨骼健康的大敌

钱大叔从 20 岁开始就长期处于烟酒的"洗礼"中。在一个冬天的晚上，由于喝了不少酒，再加上地面结冰非常滑，钱大叔不慎跌倒，发生了骨折。医生检查后，发现钱大叔的骨密度相比同龄人低了非常多，属于严重骨质疏松，这也是造成钱大叔骨折的元凶。

俗话说得好，"饭后一根烟，赛过活神仙""酒是吃饭精，越喝越年轻。"烟酒作为我们日常生活应酬必不可少的一部分，其利弊常常被大家所议论。有人认为，烟酒是饭桌上活跃气氛不可或缺的东西；也有人认为适当抽点烟、喝点酒不仅身体无害，反而有益于健康。然而殊不知，烟酒是骨骼健康的大敌。

科学研究发现，吸烟对于人体健康的危害具

第二部分 保健防病，骨骼强健不服老

123

有累积效应。也就是说吸烟吸得越多,危害就越大。流行病学调查也证实,吸烟与骨质疏松具有明显的相关性,吸烟能降低骨密度,是引起骨质疏松,导致骨折危险增加的原因之一。由于大部分吸烟者从青年就开始吸烟,而青年期正好是骨密度峰值形成的关键期,因此这个时期吸烟对骨峰值的影响为日后老年性骨质疏松的发生埋下了伏笔。无论男女,吸烟都是导致骨质疏松的危险因素,且危险将随着年龄增加而加重。最近的研究还表明,吸二手烟同样是导致骨质疏松的危险因素。骨质疏松作为骨骼健康的头号杀手,对患者、社会均造成不小的负担。因此说,吸烟是骨骼健康的大敌。

那么喝酒呢?答案是类似的。

饮酒过量、大量饮酒或者说是酗酒也是会导致骨质疏松的,有不少的研究资料表明饮酒过量者更易发生骨折。一般认为,平均每天饮酒的乙醇(酒精)量超过 40 克,就有导致骨量丢失的危险。乙醇的换算方式为:乙醇(克)= 饮酒的体积(毫升)× 酒的度数(%)× 0.8。在饮酒的种类上,一般认为啤酒和蒸馏酒导致骨质疏松的作用比较明显,葡萄酒的作用比较轻微。那么适量饮酒对骨质有影响吗? 有研究指出,适量饮酒有助于提高骨密度。但此现象还应该慎重考虑,这可能与适量饮酒者良好的营养状况、生活方式以及社会经济因素有关。

那么,对于饮酒所造成的骨质疏松是否可以逆转呢? 目前认为,一般在戒酒 2 年后,骨形成会增加。因此,戒酒是预防嗜酒者骨量继续丢失乃至骨质疏松的最好措施。

40. 做做操,别做"低头族"

 生活实例

杨爷爷的女儿为了方便联络、给老年人解解闷,给他买了智能手机和平板电脑。拿到设备没几天,杨爷爷就爱上了这些小玩意,每天抱着不撒手,不是在线斗地主、打麻将,就是追剧,连吃饭都是匆匆扒拉几口。原本固定的饭后散步健身变得三天打鱼两天晒网,就连午间睡觉有时候也要偷偷爬起来玩上两把游戏。不久后,杨爷爷就出现了颈肩背部的持续性酸胀麻木,休息放松后仍难以缓解。

当一些父母还在为网瘾少年头疼不已的时候,"银发低头族"已然不期而至,且数量庞大。《2020年老年人互联网生活报告》统计数据显示,60岁以上的老年用户日均使用时长达64.8分钟,甚至有0.19%的老人日均在线超过10小时。随着互联网的"适老化"改造,越来越多的老年人会熟练使用智能设备,带来便利的同时,也让部分老人沉迷其中。

拯救网瘾少年早已是信息化社会的巨大难题,而新出现的"银发低头族"更是存在多重健康隐患。

相比较而言,老人们的身体羸弱,身体各方面都在慢慢退化,如果经常熬夜、长时间看手机,浪费大量时间与精力,导致生活无规律,伤害颈椎、眼睛,椎体、椎间盘、韧带和肌肉都会逐渐退变,一旦出现劳损,更容易患颈椎病,使得本就老迈的身体雪上加霜。

"银发低头族"的主要症状为头昏脑涨、颈肩背部酸胀麻木、背部疼痛、颈周及肩胛区有广泛压痛感。典型的表现是低头时颈部突出的几块骨头感觉僵硬、酸痛，用手按压时疼痛难忍，而如果使劲仰头或夸张地伸懒腰则会感到很舒服；如果继续发展，麻木、酸肿、胀痛可逐渐由颈部放射到肩、臂和手指，也可放射到头顶、前额、腰背及胸部等，并可以出现眩晕、头痛等症状；有人还伴有视力减退的现象。长此以往，就会加速颈椎的老化，使颈椎产生器质性病变。

　　经常做简易保健操能够预防"银发低头族"出现上述症状，但最基本的方式仍是自我控制电子设备的使用时长和使用姿势。做简易保健操的目的是锻炼颈肩部肌肉。具体做法如下。

　　（1）缩肩伸颈锻炼：取站立姿势，用力收缩两肩，并挺胸，同时用力使颈部向上伸。重复 10 ～ 15 次。

　　（2）颈部屈曲锻炼：取站立姿势，两手十指交叉扶前额，给予一定的阻力，用全力使颈部前屈（即克服阻力做低头动作），坚持 6 秒钟。重复

3～5 次。

（3）颈部侧屈锻炼：取站立姿势，先用左手掌扶托头的左侧部，给予一定的阻力，用全力使颈部向左侧屈（即向左倾斜），坚持 3～5 秒钟。重复 3～5 次。再以同样方法做右侧的锻炼。

（4）头颈部后伸锻炼：取站立姿势，双手十指交叉扶托头后枕部（即后脑勺），给予一定的阻力，用全力使头颈部抗阻力向后伸展（仰头）。坚持 3～5 秒钟。重复 3～5 次。

（5）松肩运动：取站立姿势，两手自然下垂，放松颈肩部的肌肉，自然抖动肩颈部 20～30 下。

 41. 腰椎不适，挑选床垫要合适

生活实例

老张感觉自己的腰最下面这部分扯着左边大腿外侧痛，觉得自己得了腰椎病，听别人说腰椎不好要睡硬板床，于是把家里席梦思撤了，床单下面就垫了条棉被直接睡，但是这样睡完连腰上面和背都有点痛了,腿痛也没怎么好转,老张担心自己是不是得了什么不好的毛病!老张到底得了什么病?腰椎病又要怎么睡?硬板床又是哪种床?

老百姓说的"腰椎病"主要分为两种。一种是"腰椎退行性疾病",简单讲就是和腰椎老化相关的腰椎间盘突出症、腰椎管狭窄症、腰椎滑脱等疾病,这些疾病除了腰痛外,可能还会合并有下肢的疼痛、麻木、无力等压迫神经的症状。

另一种就是各类急性腰扭伤、腰肌劳损等,这类腰痛影像学上通常没有特殊的器质性病变。患者属于哪种腰椎病,应该到医院来由医生诊治,不能自己臆断。

老百姓中流传着腰椎不好要睡硬板床的说法。软的床垫刚开始躺上去会觉得很舒服,然而却会让人整体下陷,不能维持腰椎的生理曲度,时间长了就会腰痛,很多人在沙发上睡着醒来后感觉腰酸背痛就是这个道理。因此,大家就反过来认为腰不好要睡硬板床。

大部分老百姓理解的"硬板床",是床板加被褥的字面意思,更有甚者,直接在硬木床板上铺上床单就睡了,以为越硬越好。其实不然,过硬的床垫,会使身体突起部位受压,睡眠舒适度差,睡眠中会通过自主改变睡姿,甚至形成一些错误姿势来抵消不适感。仰卧位时腰部悬空,腰部肌肉始终处于紧张的状态,不利于保持腰椎生理曲度。一些体弱多病和瘦的人甚至会引起骨头突起部位的皮肤受压,产生压疮。喜欢侧卧的人长期睡硬板床,可能会出现臀部外侧的疼痛,这是由于股骨大转子突起处的反复受压,产生了滑囊炎。再极端一些的例子,睡醒后踝关节没有力气上翘了,这是在侧卧时压迫到了膝关节外侧腓骨头处的腓总神经,导致了神经麻痹。以上都是睡硬板床惹的祸,床太硬除了对腰不好,对身体的其他部位也不友好。

合适的硬板床应该是中等硬度的床,这个"中等硬度"实际上是一个相对的概念,体重大的人比体重轻的人,需要的硬度更高。比较简单的衡量床垫硬度是否合适的方法是,用拳头是否能轻松地压下去5厘米,能轻松压下去就是太软了;或者人平躺上去后看颈部、腰部、臀部与大腿连接处这三处前凸的地方有没有空隙；在侧卧状态下检查身体曲线的凹陷部位和床垫之间有没有间隙。如果没有明显空隙，并且身体也能维持在类似站立时的身体曲线，兼顾了舒适性和对腰椎生理曲度的维持，能一定程度能缓解腰痛，就说明这个床垫软硬适度。

当然，也有一部分老年人，使用稍硬一些的床垫反而更舒服，这是因为在硬床垫上，力量较弱的老年人更容易翻身，不容易在睡眠中产生肌肉疲劳而引起腰痛。

除了床垫合适，腰椎病患者还应该使用合适的卧床姿势。仰卧位时在膝关节和头颈下各放置一个枕头，可以显著减少腰腹部肌肉张力，有助于腰部肌肉的放松；侧卧时则可以屈曲位于上方的膝关节，并在两侧膝关节之间放置一个枕头。

专家支招

● 腰腿不适应该到医院来由医生诊治，不可自己诊断自己腰椎病，延误治疗。

● 硬板床不是越硬越好,平躺、侧卧时身体能保持一条直线且身体凹陷处与床垫没有空隙时所选床垫对腰椎最有好处。

● 仰卧位时在膝关节和头颈下各放置一个枕头,侧卧时屈曲位于上方的膝关节,并在两侧膝关节之间放置一个枕头是较为舒适的卧床姿势。

42. 颈椎不适,挑选枕头要牢记

生活实例

"低头族"小李在浏览某电商平台时,被一句广告:"枕头软过猫肚皮,贴合颈椎生理弯曲,有效缓解颈部不适"深深吸引。长期低头办公、玩手机、伏案午睡的他,已经被脖子酸痛困扰好几年了。然而,使用了几个月后,"猫肚皮"软枕并没有起到预期的效果。

颈椎老化是导致颈椎病的主要原因。在白天的活动中,长时间低头会给颈椎带来压力,而在差不多占据一天 1/3 时间的睡眠当中,如果枕头选择不当,也可能给颈椎带来压力,导致颈部不适甚至颈椎老化加速。

从临床上来看,长期低头的动作是造成颈椎病发生的重要原因。高枕造成了颈椎屈曲的动作,导致颈部后方的肌肉拉伸,小关节的过度的牵张,造成了颈部肌肉的劳损,颈椎的退变,所以高枕无忧是不对的。

既然高枕不利于颈椎健康,那么又有了另外一个悖论,叫作颈椎病不应该用枕头。有人干脆不要枕头了,确实有的人撤掉枕头以后,感觉还挺舒服,也因此就流传着颈椎病不应该用枕头的说法。其实,导致颈椎病发生的主要动作就是屈颈,枕头垫得比较高便会造成屈颈。对于疾病来讲,解除病因它一定对疾病是有好处,所以枕头不垫高,或者不垫的话对颈部是有一定好处的,但是不能长期不垫。枕头一直不用的话,会使颈椎过伸。颈椎过伸会导致颈椎前方肌肉的拉伸,后方小关节的回缩、屈曲，这会刺激小关节的关节囊，导致小关节的退变，也仍然会引起颈椎的退变老化。

实际上，枕头不是枕在头下面，而是枕在颈下面。枕头，确切讲应该叫作"枕颈"。平卧位的时候，颈椎、头部和躯干成一条线情况下，我们整个脊柱天生是有弧度的，叫生理曲度。

枕头放在颈部的话，刚好是维持了颈椎前凸的生理弧度。如果枕到头下面，不给颈部支撑的话，颈椎的生理活动就很难维持。很多患者脖子痛，拍片一看生理曲度消失、变直，甚至于反屈。这个除了和平时工作、生活低头动作以外，可能和睡觉时枕头垫在头下面也有关系。

枕头多高才合适，这个问题应该说没有统一的标准答案。我们选择枕头时，要保证头部、颈部和躯干形成一条直线。每个人用的枕头高度是不一样的，因为我们在平卧或者侧卧的时候，保持颈椎与身体成一条直线的情况下，背厚或者肩宽的人枕头就需要用高的；瘦的人枕头一定是用低的，这样才能保证头、颈和躯干成一条线。

● 枕头应该用来枕颈，平卧时枕头放在颈部应刚好维持颈椎前凸的生理弧度，侧卧时应刚好维持头、颈、躯干在一条直线。

● 每个人选择枕头的高度、硬度是不一样的，要根据自身的体重、背厚和肩宽选择合适自己的枕头。

43. 夏季开空调，骨保养要注意

空调的普及使人们能够避免酷暑的折磨，但是在享受的同时，空调对人体关节的影响存在多方面的作用方式。在空调开启后，冷空气因比重较高而下沉，踝关节和膝关节水平的温度相对更低，而久坐的人体下肢血液循环相对不足。若冷气直吹关节，对局部组织的影响就非常大了。室内外温差大与频繁进出，体外温度的频繁快速变化，使得大脑的体温调节中枢和外周的汗腺都无所适从，就容易功能紊乱。

周围温度降低时，身体为减少能量损失，血管会收缩，血液循环会减慢，组织代谢率会下降，温差变化越大，这种反应就会越大。但是，温带地区的人类在几十万年的进化过程中，已经适应了地球温度的季节性变化，夏天血管扩张、身体出汗，冬天血管收缩、发抖抗寒的生命节律是无法在二三十年中被改变的。如果强行改变，身体就会因难以适应而产生病理反应。

对于关节而言，夏天不适当的空调与风扇必然带来负面影响，快速降温或者长时间相对低温会使局部或者全身的血管收缩，供氧减少。肌肉与皮肤等组织的血供相对丰富，而且其适应性相对更大，关节则不然，膝踝肩肘以及手部的关节基本处于外露状态，其周围软组织较少，保暖层较薄弱，因此更易受低温影响。日积月累的不良低温刺激，逐渐成为骨关节炎等关节疾病发病的一个重要因素。

在室内开空调的时候，应该尽量避免将膝关节直接暴露在温度较低的空气中或者让膝关节直接被冷风吹到,可以用较厚的丝袜保护踝关节与膝关节,坐着不动时可以用毛巾把敏感的关节盖起来保护好。

除了直接导致关节不适,空调的冷气与潮湿的夏天还能发生另一种化学反应:在地面结出露珠。在炎热的夏天,人们洗浴的需求增多,空调的冷气让室内地板结满露珠,进一步增加了老年人跌倒的危险。老年人由于普遍有骨质疏松问题,一旦摔倒或滑倒极易生骨折。家庭是老年人经常活动的地方,大部分老年人的跌倒也是在家里发生的,因此家庭装修和家居布置有一些地方需要注意。选择有除湿功能的空调,在夏天通风后使用除湿功能可以有效保持家中的干燥,避免地面湿滑。

 44. 老年人秋冬季骨保养的方方面面

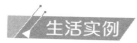

刘大爷退休后,平日里喜欢在室外锻炼身体,

尤其是春夏季天气暖和的时候，但是一到秋冬季，刘大爷就犯了愁，因为天气寒冷，在室外要穿好几层厚厚的衣服，不方便锻炼身体，而且遇到路面结冰、雨雪天气等很容易摔跤导致骨折。

随着夏季的结束，日照时间逐步缩短，气温也逐渐转凉。在秋冬季节，老年人跌倒发生率比夏季明显增加。因此，老年人要顺应季节变化，对自己的生活做出相应调整。

适当的身体活动和锻炼能改善老年人的身体协调能力、预防跌倒，有增强骨骼健康、改善骨质疏松等好处，还可以降低高血压、糖尿病和部分癌症的发生率和心血管疾病死亡率，减少焦虑和抑郁，改善认知健康和睡眠。但是，由于老年人多多少少存在不同程度的运动功能退化，因此，老年人运动更讲究循序渐进、量力而为，选择适量和科学的运动方式和强度。冬季锻炼往往会穿上较厚的衣物，导致活动不便，加之气温低肌肉筋膜容易僵硬，更容易在运动时拉伤肌肉甚至跌倒。在运动之前应好好热身，先做一些轻量的活动，待身体温热、微微出汗之后再开始正式的运动。如果遇到雨雪天气,更要当心滑倒,应避免室外锻炼。

没有额外补充时,人体所需 80% 以上的维生素 D 必须由皮肤经紫外线照射后才能产生,"食补"只能摄取到需要量的 20%。因此,晒太阳是一个最经济有效的补充维生素 D 的方法。秋冬季节由于室外活动减少,日照也不如夏季充沛,维生素 D 的合成明显减少。维生素 D 主要功能为促进小肠黏膜细胞对钙磷的吸收,从而起到增加骨量和改善骨微观结构的作用。日常生活中听到的缺钙导致骨质疏松,并不是单单依靠补充钙剂就可以治疗的,如果人体内维生素 D 的水平低下,那么服用再多的钙剂人体也无法及时吸收。因此,秋冬季节容易"缺钙",实际上是少了维生素 D 的合成。体内维生素 D 含量不足的老年人,跌倒的风险也大大升高。

晒太阳的时长与方式视季节而定。夏季可穿短裤短袖暴露头面部以及四肢皮肤于阳光下 10～15 分钟,秋冬季节则可以延长到 20～30 分钟,一周 2～3 次即可满足维生素 D 的储备。需要注意的是,普通玻璃可以阻断90%的紫外线直射,而低辐射玻璃对紫外线的屏蔽率可达100%,因此,晒太阳最好在户外,不建议隔着玻璃。一般来说,晒太阳比较理想的时间是早晨和傍晚。老年人如果有条件和能力进行户外运动,在运动的同时适当接受紫外线的照射,将会一举两得,更有利于促进骨骼健康。没有条件接受足够日晒的老年人也不必惊慌,可以通过口服维生素D来补充不足。

立秋之后,是开始"贴秋膘"的时节。旧时人们对健康的评判,往往只以胖瘦做标准。瘦了当然需要"补",补的办法就是"贴秋膘"。同时,中国还有句老话叫作"千金难买老来瘦",认为老来精瘦是健康的象征。实际上,这是两种极端的做法。摄入过多的肉类和油脂,不但容易患上高血脂,一次性摄入过多含嘌呤的食物,还容易发生急性痛风性关节炎,引发剧烈关节肿痛;过于精瘦的老年人可能就存在肌肉衰减综合征,营养不良是肌肉衰减综合征的病因之一。补充蛋白质与氨基酸有望能增加肌肉蛋白合成,改善患者症状。老年人蛋白质的摄入量应维持在 1.0～1.5 克/千克/天，并适量增加富含亮氨酸等支链氨基酸的优质蛋白质。因此，老年人饮食上应注意包含一定的蛋奶肉制品，吃素或者常吃清粥小菜都不利于肌肉的合成，也不利于钙质的摄取。

要重视室内布置和采光。家庭是老年人经常活动的地方，大部分老年人的跌倒也是在家里发生的，因此家庭装修和家居布置有一些地方需要注意。老人的居室采光很重要。如果条件允许则应最大限度地利用自然光，比如将窗户扩大或多开几扇窗，这样可增加室内的空间感，老人的心情也会随之变得更明亮和积极。家具必须使用紧固件固定，避免家具倾倒发生意外；家具避免出现尖角或突起；家具的摆放应靠墙有序摆放，避免视力不佳的老人发生磕碰或摔倒的意外。家中也不要设台阶、门槛等有高度差的东西，避免老人摔倒。卫生间是安全隐患最大的地方，要做到干湿分离，尽量保持干燥。老人洗浴宜采用淋浴的方式，一定要在淋浴区放置防滑地垫。考虑到老人不能站立太长时间，浴室内应设置供老人淋浴用的淋浴凳和换衣用的椅子。不管是淋浴区还是马桶周围都应该设置扶手,保证老人站起的方便和安全,可以有效应对老人跌倒时快速扶一把的需求。卫生间应采用坐式马桶。老年人在夜间上厕所时,沿路也要保证足够的灯光。

很多老年人由于嫌麻烦或者省电而不喜欢开灯,殊不知很多老年人跌倒就是因为室内光线不足、看不清障碍物和台阶,这一现象在秋冬季节尤为显著。因此,为了保证室内良好的照明,建议老年人宁愿家里多开几盏灯,或者使用亮度足够的灯具,现在的节能灯具耗电量远远小于传统灯泡,千万不能"捡了芝麻丢了西瓜",一旦跌倒骨折就后悔莫及了。

老年人除了骨质疏松外,可能还合并其他内外科疾病而需要用药,一些药物也会增加老年人跌倒的风险,因此老年人用药应综合考虑,充分遵照医嘱,不能随意增减药量。以下列举了几类增加跌倒风险的常用药。

(1)作用于中枢神经系统药物:如抗癫痫药、镇静催眠药、抗抑郁药、抗精神病药、阿片类止痛药等,因为会抑制中枢神经系统,也可能引起体位性低血压,因此服用这些药物的老年人需要更加警惕跌倒,特别是夜间起身上洗手间时,因为睡前服用这些药物的影响,更易跌倒。

（2）糖尿病药：当食欲不佳或药物过量时,会产生低血糖诱发跌倒,使用期间应密切监测血糖。

（3）降压药、利尿剂：一些降压药和利尿剂可能会引起体位性低血压,长期使用利尿剂也可能引发电解质紊乱,增加跌倒风险。

（4）抗过敏药：一些抗过敏药具有嗜睡的不良反应,也可能增加跌倒风险。

因此,当老年人需要使用以上药物时,应与医生和药师充分沟通,优化药物组合,减少易致跌倒药物的联用,规范用药,不能随便改变药量和用法。

45. "老来瘦"不一定健康

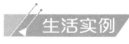

李大爷近几个月体重下降了很多,胳膊、腿也

比以前细了不少,他认为老来精瘦是健康的象征。奇怪的是,虽然李大爷的身材变苗条了,但身上的肉也越来越松弛了。最近他总是感觉很疲惫,做什么都没有以前有力气,走路也没以前那么能走,偶尔还会摔一跤。

中国有句老话叫作"千金难买老来瘦",但实际上,过于精瘦的老年人可能就存在肌肉衰减综合征。肌肉衰减综合征是一种与年龄增长相关的,进展性、广泛性的全身骨骼肌质量与功能丧失,合并体能下降、生存质量降低及跌倒等不良事件风险增加的临床综合征。

我国正加速进入老龄化社会,肌肉衰减综合征作为老年性疾病中的一种,因其具有较高的发病率、进展隐匿、渐行加重等特点,将对我国家庭医疗负担与社会公共卫生支出带来巨大的影响。

肌肉衰减综合征最主要的表现为四肢骨骼肌质量与功能的下降。最直观的表现就是肌肉量的减少,老年人发现自己的肌肉变得松弛、肌肉量减少。研究显示,20～80岁个体肌肉质量将减少

30%，肌纤维横截面积下降 20%；而超声检查显示，随着年龄的增加，肌腱硬度下降、肌肉缩短、肌纤维成角降低，肌肉力量下降。通常随着年龄老化，下肢肌肉力量的下降较上肢更为明显，伸肌力量下降较屈肌明显；肌肉力量的下降显著于体积。此外，部分患者出现呼吸肌群力量下降，这将导致心肺系统的相关疾病，如慢性阻塞性肺疾病、慢性充血性心力衰竭等。

　　除对骨骼肌结构与功能直接影响外，肌肉衰减综合征还可增加患者跌倒与骨折风险、降低体力活动表现、提高入院概率与次数、加重护理负担，甚至增加死亡风险等。

第三部分　科学健身，做操保养骨关节

46. 一起来做颈椎健身操

扫码观看老年
颈椎健身操

颈椎健身操动作舒缓,适用于老年人颈椎锻炼,可以增强颈部肌肉力量,缓解肌肉疲劳、僵硬,预防颈椎病发生,身体条件允许,建议每天 2～3 次锻炼,身体虚弱者量力而行。

第一节　点头仰头

上身坐直,与腿部成 90 度,头部尽量后仰,等颈部出现拉伸感后,头部向前,让下巴紧挨身体。动作连续重复 8 次,舒缓进行。

第二节　米字点头(左上右下)

上身坐直,与腿部成 90 度,下巴向左上方侧仰,等颈部出现拉伸感后,再向下对角处点头,让下巴紧挨右肩肩头。动作连续重复 8 次,舒缓进行。

第三节　米字点头(右上左下)

上身坐直,与腿部成 90 度,下巴向右上方侧仰,等颈部出现拉伸感后,再向下对角处点头,让下巴紧挨左肩肩头。动作连续重复 8 次,舒缓进行。

第四节　颈部右后侧拉伸

上身坐直,双脚与肩同宽,腰背挺直,头部向左前方低头,目视左足,左手放在头部右侧,轻轻向左用力,保持不动。动作连续重复 8 次,每次维持 5 秒,舒缓进行。

第五节　颈部左后侧拉伸

上身坐直,双脚与肩同宽,腰背挺直,头部向右前方低头,目视右足,右手放在头部左侧,轻轻向右用力,保持不动。动作连续重复 8 次,每次维持 5 秒,舒缓进行。

第六节　耸肩活动

上身坐直,双脚与肩同宽,双手垂放于身体两侧,双肩上耸,深呼吸,头部尽量后仰。动作连续重复 8 次,舒缓进行。

47. 一起来做腰椎健身操

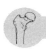

扫码观看老年
腰椎健身操

腰椎健身操动作舒缓,适用于老年人腰椎锻炼,可以增强腰部肌肉力量,缓解肌肉疲劳、僵硬,预防腰椎病发生,身体条件允许,建议每天 2～3 次锻炼,身体虚弱者量力而行。

第一节　仰卧位——屈伸腿

缓慢屈腿,再缓慢伸直,左右腿交替,各动作重复 8 次。

第二节　仰卧位——直腿抬高

平躺,双腿缓慢伸直,一侧缓慢抬高到 60 度以上,缓慢放下,双腿交替进行。各动作重复 8 次。

第三节　抱腿牵拉

平躺,双腿抱膝,尽量将膝盖靠近胸口。

第四节　背桥——五点支撑

双腿并拢弯曲,双手放在身体的两旁做支撑作用,缓慢地抬高背部和臀部,成大拱桥姿势,保持数秒后缓慢放下。

第五节　小燕飞——头胸后伸

面部朝下,平趴,双手放于胸前,换面抬起头和胸,背部后伸,坚持数秒,缓慢下来。

第六节　小燕飞——直腿后伸

面部朝下,平趴,双手放于胸前,先后伸左腿,高于 30 度,坚持,再缓慢放下。

 ## 48. 一起来做膝关节健身操

膝关节炎是常见的膝关节疾病,膝关节健身操动作舒缓,适用于老年人膝关节锻炼,通过锻炼肌肉预防膝关节炎发生,身体条件允许,建议每天 2～3 次锻炼,身体虚弱者量力而行,平卧起身过程及站立过程预防头晕、跌倒。

扫码观看老年膝关节健身操

第一节　伸膝热身

膝关节伸直,脚跟放在椅子上,双手上下交

错,握住膝关节,下压膝关节再放松,交替进行。

第二节　内旋屈膝

身体站立,膝关节屈曲放在椅子上,双手握紧小腿,一边身体向前进一步屈膝,一边同时小腿向内旋转,交替进行。

第三节　伸抬小腿

上身直立,坐在座椅上,大腿与上半身保持90度,双腿并拢,小腿抬起,膝关节缓缓伸直,坚持5秒,放下。

第四节　股二头肌(和小腿后群肌肉)等长收缩训练

平躺与地面平行,屈髋屈膝,双脚缓缓抬起搭放在椅子上,小腿与地面平行,用力把脚跟向下压。

第五节　股四头肌等长收缩训练

一只脚站立台阶上,同侧用手扶稳身体,伸直膝盖,使人站起,双脚持平,坚持3秒放下,交替进行。

第六节　蹲起训练

身体站立,双脚距离与肩同宽,保持放松,缓慢下蹲站起,膝关节发力,膝关节不要超过足尖。

专家支招

● 挛缩畸形严重、半月板损伤者,避免过度用力导致剧烈疼痛。

● 年迈者可在家属陪伴下,在座椅或床边进行锻炼。

49. 一起来做肩关节健身操

第一节　耸肩转肩

站直、双手自然垂直,放于身体两侧,缓缓耸起双肩,分别让肩头向前转动双肩和向后转动双肩。连续重复10次。

扫码观看老年肩关节健身操

第二节　钟摆松肩

将肘部向前向后轮流摆动,连续重复10次。

第三节　前举侧展

身体站直,左手臂向侧面抬起,与身体成90

度,同时右手臂向前方抬起,与身体成 90 度,放下。右手动作相反,轮换锻炼。连续重复 10 次。

第四节　甩肩搭肩

身体站直,一侧弯曲肘部甩动肩膀,手掌搭在对侧肩膀,同时,另一侧向侧方外展,与身体成 60 度,左右双臂同时轮换锻炼。连续重复 10 次。

第五节　内外旋肩(内收位)

身体站直,双手自然垂直大腿部,弯曲肘关节,上臂保持不动,双手小臂同时向左向右旋转,保持一条直线。连续重复 10 次。

第六节　象耳合展

身体站直,弯曲肘部,将肩膀展开,双手手指交叉,放在后脑勺,肘部展开再合拢,尽量双臂紧挨双耳,两个肘部相碰再展开,与身体齐平。连续重复 10 次。

第七节　梳头挠痒

身体站直,右手抬起,绕过头部左侧,尽量经过左耳,向身后绕去,恢复原位。再换左手同样动作,双手轮流锻炼。连续重复 10 次。

专家支招

● 根据自身的能力、疾病背景以及医疗阶段要求等来取舍，避免不必要的伤害。

● 根据自身特点，在做部分健身操时加上外在负荷（具体量以自我感觉和做操后疲劳酸痛的恢复时间，恢复时间超过两天即为过量，应该减少负荷）。

● 不应该排除其他健康手段如理疗。

50. 一起来做髋关节健身操

第一节　外展下肢

身体与地面平行，双腿伸直，大腿处张开，外展髋关节至自身最大角度，再恢复初始动作。动作连续重复8次。

扫码观看老年髋关节健身操

第二节　踩车蹬腿

身体与地面平行，双腿缓缓抬起，屈髋屈膝，右腿悬空伸直以后弯曲,弯曲的同时左腿悬空,在循环中做空踩自行车姿态。连续重复8次。

第三节　屈髋抱膝

身体与地面平行,双腿伸直,一侧大腿做树立状,屈髋屈膝,双手抱住膝盖,大腿尽量向胸部靠拢。连续重复8次。

第四节　蛙式分腿

身体与地面平行,屈髋屈膝,双腿盘起,尽量让膝盖向地面展开,足底合十,呈现蛙形,大腿处最大幅度展开。连续重复8次。

第五节　髋关节阻抗

平躺,一侧屈髋屈膝,然后用力内收或屈曲髋关节,助手握住膝关节前方或双足对抗,锻炼者在阻力作用下持续用力内收或屈髋。

第六节　膝关节阻抗

平躺,一侧屈髋屈膝,然后用力伸直或屈曲膝关节,同时助手握住小腿对抗,锻炼者在阻力作用下持续用力伸膝或屈膝。

● 身体虚弱者应量力而行，年迈者建议在床上进行锻炼。

● 平卧至起身过程中及站立时预防头晕、跌倒。

● 对抗实施人员需要接受指导，或辅以沙袋（3～5公斤）或相似力量的宽条皮筋，避免对抗用力过大或方向不当，引起关节损伤。

● 锻炼时如出现任何剧烈疼痛或严重不适情况，应立即停止。

● 如身体条件允许，建议每天进行2～3次髋关节健身操。